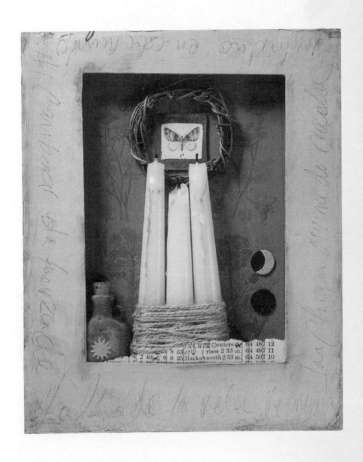

El poder mágico de las velas

Las velas fueron inventadas para disipar la oscuridad y traer luz a nuestras vidas, tanto física como espiritualmente. Diversas religiones las han empleado para la realización de rituales y ceremonias como símbolo de veneración a sus dioses. A través de ellas y de su mágica influencia espiritual, el hombre puede hacer contacto con la divinidad para solicitar ayuda y protección en cualquier asunto terrenal.

En la actualidad, las velas forman parte esencial de nuestra vida cotidiana. Las empleamos para decorar nuestros hogares y lugares de trabajo o para impresionar a nuestra pareja en una cita romántica; utilizamos sus propiedades curativas y sus aplicaciones prácticas en la meditación, pero ¿qué es lo que les da a las velas ese poder mágico tan especial?

En esta obra, usted aprenderá a través de la historia de las dos Carolinas la teoría que apoya la magia con velas y descubrirá cómo utilizar las muchísimas velas disponibles en el mercado para realizar magia práctica pero muy efectiva.

También obtendrá la información sobre una serie de recetas mágicas con velas muy novedosas y fáciles de hacer para atraer el amor, la bendición, la prosperidad, la esperanza, el éxito y la felicidad a su vida.

Sobre la autora

La autora, quien escribe bajo el seudónimo de Carolina da Silva, es un personaje real quien vive en Boulder, Colorado. Cuenta con un doctorado y enseña en varias universidades. Ella ha vivido y viajado a través de América Latina y Europa. También es una alta sacerdotisa de la religión Wicca y una hechicera ceremonial. En la actualidad, la autora opera un negocio de artículos metafísicos llamado Dunraven House. En su tiempo libre disfruta de la jardinería y, junto con su familia, de la remodelación de su vivienda. Ella goza de las caminatas, trotar y montar en bicicleta en las montañas, donde se encuentra su circulo sagrado de piedras. Aún cuando no posee un pájaro llamado Fabio, en el pasado ella tenía un perico llamado Euclides da Cunha, quien ahora es el guardián de dos gatos bravucones.

Para escribir a la autora

Para contactar o escribir a la autora, o si desea más información sobre este libro, envíe su correspondencia a Llewellyn Español para ser remitida a la autora. La casa editora y la autora agradecen su interés y comentarios en la lectura de este libro y sus beneficios obtenidos. Llewellyn Español no garantiza que todas las cartas enviadas serán contestadas, pero sí le aseguramos que serán remitidas a la autora.

Favor escribir a:

Doña Carolina da Silva
℅ Llewellyn Español
P.O. Box 64383, Dept. 0-7387-0065-7
St. Paul, MN 55164-0383 U.S.A.

Incluya un sobre estampillado con su dirección y $US1.00 para cubrir costos de correo. Fuera de los Estados Unidos incluya el cupón de correo internacional.

Sólo prenda una vela

por
doña carolina da silva

2001
Llewellyn Español
St. Paul, MN 55164-0383, U.S.A.

Sólo prenda una vela © 2001 Carol Dow y Ralph Kite. Todos los derechos reservados. Ninguna parte de este libro puede ser reproducido, incluso en el Internet, sin permiso escrito de Publicaciones Llewellyn, excepto en el caso de citas breves en artículos importantes y en la crítica de libros.

PRIMERA EDICIÓN
Primera impresión, 2001

Edición y coordinación: Edgar Rojas
Diseño del interior: Pam Keesey
Diseño de la portada: Lisa Novak
Arte de la portada: © Claudine Hellmuth
Arte y figuras del interior: Llewellyn Art Department

Biblioteca del Congreso. Información sobre esta publicación.
Library of Congress Cataloging-in-Publication Data.

Silva, Carolina da.
  Sólo prenda una vela : magia, leyendas y tradiciones / Carolina da Silva.
  p. cm.
  ISBN 0-7387-0065-7
  1. Magic. 2. Candles--Miscellanea. I. Title.

BF1623.C26 .S55 2001
133.4'3--dc21

2001038161

La Editorial Llewellyn no participa, endosa o tiene alguna responsabilidad o autoridad concerniente a los negocios y transacciones entre los autores y el público. Las cartas enviadas al autor serán remitidas a su destinatario, pero la editorial no dará a conocer su dirección o número de teléfono, a menos que el autor lo especifique.
  La información relacionada al Internet es vigente en el momento de ésta publicación. La casa editorial no garantiza que dicha información permanezca válida en el futuro. Por favor diríjase a la página de Internet de Llewellyn para establecer enlaces con páginas de autores y otras fuentes de información.

Llewellyn Español
Una división de Llewellyn Worldwide, Ltd.
P.O. Box 64383, 0-7387-0065-7
St. Paul, Minnesota 55164-0383
www.llewellynespanol.com

Impreso en los Estados Unidos de América

Capítulo 1

El poder de la luz

El jueves, 7:10 de la mañana

Me repantigué lo más posible en el sillón giratorio institucional e incómodo de mi oficina mohosa del sótano de la Sección de Español. Sólo el mosconeo del tubo fluorescente sobre mi cabeza, el chacoloteo esporádico de la tubería de agua, algo como el ruido de las cadenas de los fantasmas y la leve rascadura de los ratones en las paredes me acompañaban. Ni siquiera un capuchino humeante aliviaría la monotonía porque hacía un calor demasiado agobiante para las bebidas calientes. Mi cazadora estaba colgada en la percha de la puerta. Tendría que acordarme de llevarla a casa. Dudaba que me haría falta durante los meses venideros. Por lo menos un ejemplar fresco del *Boulder Daily Camera,* abierto, seductor, yacía encima del sinnúmero de papeles en mi escritorio.

Capítulo 1

¿Qué estaba haciendo yo aquí en las entrañas de la Sección de Español a estas horas perversas? Te podría decir que estaba esperando que apareciera una estudiante para explicarme por qué faltó a una semana de clases —un verdadero disparate en la sesión abreviada del verano. Pero ella no había de llegar hasta las 8:30. Te podría decir que por húmeda y llena de telarañas que estuviera, mi oficina humilde proporcionaba más frescura y serenidad que cualquier otro lugar bajo el sol desecativo de julio. Es seductor venir temprano al trabajo. Pero...

La verdad es que era jueves. El miércoles, como todos saben, es la noche para las citas secundarias, mientras que el sábado es para las citas primarias y el viernes es reservado para que todos ronden buscando citas para el sábado y el miércoles. Obviamente mi vida no ha sido una jarana continua últimamente. Conmigo ha sido generalmente cuestión de acostarme con las gallinas, pero no por voluntad propia. Había pensado que vivir en una comunidad joven, dinámica y dedicada a las actividades al aire libre y trabajar en una ciudad con una universidad presentaría toda clase de oportunidades para encontrar a mi Príncipe Azul. Evidentemente me había equivocado.

Bostecé y eché un vistazo a un artículo sobre el tiempo en el primer plano del periódico. Una arañita morena se deslizaba por el borde del periódico. Lo sacudí suavemente y se escabulló hacia una rendija entre las tablas del piso. Muchísimas generaciones de arañas nacieron, florecieron y fallecieron en esta oficina. Yo era la intrusa en su territorio.

No me hacía falta que me dijera el periódico que la región estaba paralizada por la más brutal onda de calor de los cincuenta últimos años o que los rayos del sol caían «como lava líquida sobre las comunidades indefensas esparcidas por el 'Front Range', secando los arroyos y abrasando la tierra», en las palabras pintorescas de un periodista local.

Cansada de los pronósticos meteorológicos, mis ojos buscaron el otro artículo del primer plano y se me encogió el corazón como si lo agarraran unos dedos helados. Otra vez había un violador suelto en la ciudad. Ocurrió todos los veranos. Las noches suaves y el ambiente seguro y liberal, donde muchos ciudadanos aún siguen las costumbres tradicionales de las montañas, dejando abiertos sus carros y sus casas, y donde las mujeres generalmente son consideradas iguales en todos los sentidos, crean oportunidades para que un degenerado aterrorice la comunidad. Sólo que esta vez el idiota mostraba una preferencia por las jóvenes latinas de pelo negro, largo y lacio y que usan flequillos. ¡Estupendo! Lo que teníamos era un violador que también era racista, con una obsesión por Uma Thurman en «Pulp Fiction».

Tengo el pelo largo y negro, pero frecuentemente los rizos sueltos me hacen parecer como si hubiera estado jugando con la corriente eléctrica. Y tengo que admitir que de joven sólo tengo «el aire», así que tal vez no estoy en peligro. Pero sí que soy latina, hasta los huesos, a pesar de las acusaciones de mi hermanita militante, Angela, quien alega que fui víctima de un secuestro por extraterrestres cuando estaba en la universidad y que esta gente verde me convirtió en una angla.

Suspiré. Todo esto sólo sería una razón más para la campaña de Mami y Papi por convencerme a dejar mi apartamento y volver a vivir con ellos. Si supieran cuanta tentación sentía por su oferta. Con mi sueldo mínimo de profesora ayudante y las deudas que había contraído con mis tarjetas de crédito para comprar cosas absolutamente necesarias para mi apartamento), mantener una residencia propia representaba un verdadero desafío. Pero valía hasta el último centavo la satisfacción que recibía de poder forjar mi propia vida. ¡Ah, el sueño norteamericano! Se nos ofrece a todos sin considerar «la raza, el color de la piel ni las creencias religiosas» de la persona. Como dice Papi, «Sólo tienes que esforzarte». Lo que no me dijo era lo aburrido y solitario que podían ser todos estos esfuerzos.

Miré el reloj en la pared, uno de esos de tipo oficial, y marcaba las 8:45. Había logrado malgastar casi una hora y media soñando despierta y ya pasó la hora de la cita sin que llegara mi estudiante. Abrí el periódico a la sección de diversiones. Ricky Martin y Celine Dion daban un concierto en el nuevo centro deportivo en Denver en el fin de semana. Ese Ricky era un verdadero cuero. Y Celine Dion... ¡no hay hechizo de belleza en el mundo que me haga tan hermosa como ella!

Mi estudiante Beatriz Ramos había faltado a clase siete veces seguidas. ¿Por qué había de esperar que llegara a tiempo para una cita? Aunque me parezco cada vez más a Papi, no puedo comprender por qué algunos estudiantes, al recibir el privilegio de asistir a una excelente universidad donde pueden conseguir un título que les preparará para una carrera estimulante y para una vida mejor, no pueden satisfacer las obligaciones mínimas de asistir a clase y preparar la tarea. Preveía un montón de excusas, es decir, si Beatriz se dignó aparecer, y no tenía ganas de…

Sonó un golpecito en la puerta. Me fortalecí para el encuentro. «Entra,» grité. Porque había pasado las quince últimas horas sin hablar con nadie, la palabra salió más parecida al graznido de un cuervo que el tono austero de profesora como había querido.

Beatriz entró furtivamente con el libro de español agarrado sobre su pecho con las dos manos. No venía sola.

—Siéntense las dos, —dije con una voz que corrigió mi falta anterior, o así esperaba, e indiqué las dos sillas plegables de color purpúreo que había comprado con mi propio dinero. Evidentemente nunca se les ocurre a la gente que maneja los muebles que los profesores reciben a los estudiantes en la oficina. Por lo menos sería fresco el metal cuando se sentaran las chicas con su uniforme «unisex» de la temporada: calzoncillos deportivos.

Estudié al dúo. La piel de Beatriz estaba tan pálida que se veía gris. Cualquiera que fuera su razón de hacer novillos, no tenía que ver con diversiones al aire libre. Sus bucles, antes brillantes, ahora se le caían hasta los hombros, una masa deslustrada, húmeda y enmarañada. Manchas moradas, como lunas crecientes, le rodeaban los ojos. ¿Era maquillaje? Algunos estudiantes eran capaces de cualquier truco para crear lástima hacia su causa.

Su compañera era una mujer alta, de osamenta fina, de aproximadamente mi edad y con un «afro» corto y aretes de oro que enmarcaban una cara inteligente. Su piel, del color de ébano pulido, se estiró sobre músculos delgados y sólidos. Un fino collar blanco de conchas adornó su cuello elegante. Me clavó con una mirada perspicaz e inquisitiva.

—Es mi compañera de cuarto, Hortensia Vargas. —La voz quieta y ronca de Beatriz salió como de una cueva. Abrazaba su libro como un salvavidas.

—Mucho gusto en conocerla, *senhora,* —dijo Hortensia ofreciéndome una mano larga y fresca. Cuando sonrió, mostró una raja entre los incisivos que me hizo recordar la ex supermodelo, Lauren Hutton.

Desconcertado por el acento, le estreché la mano. —Soy la profesora Carolina da Silva, pero… no eres hispana, ¿verdad?

—Tiene Ud. razón, —se amplió su sonrisa. Era una de esas sonrisas que hacían que la gente se sintiera inmediatamente cómoda—. Percibo que mi acento portugués revela mi origen. Soy *brasileira.* Estoy estudiando antropología aquí con *uma bôlsa,* digo, una beca de mi gobierno.

Ya era hora de hablar en serio. Me dirigí a Beatriz, con la frente arrugada. —Y me supongo que estás aquí para explicar por qué has faltado a tantas clases.

—Sí, señora, —Beatriz se enderezó en su silla, pero seguía mirando fijamente el suelo.

—¿Te das cuenta de que al faltar a una semana de clases en la breve sesión de verano, te deja con poca posibilidad de poner al día tu trabajo?

—Sí, señora.

Esperé, golpeando ligeramente con el lápiz, un truco que había aprendido de una de las más duras de mis profesoras en la universidad, conocida que era entre los estudiantes como «La dragona». Era capaz de poner a rodillas al pobre estudiante de posgrado con ese sencillo gesto repetitivo. Los ojos de mi estudiante se colmaron de lágrimas. Aquí viene. Yo levantaba, mentalmente, los ojos al cielo. Me acordé del dicho algo frío de mi padre: «Al niño llorón, bocabajo y bofetón».

—Señora, es que no he podido concentrarme para nada.
—¿Y por qué exactamente?
—No he podido concentrarme en nada. Ha sido… tan malo… Yo… no puedo—… Echó a sollozar.

Su compañera de cuarto se puso de pie de un salto y abrazó a su amiga como para protegerla. Dijo, —Beatriz ha tenido *dificuldade* en recuperarse de un trauma. Fue víctima de una violación por ese tío que está aterrando la universidad.

—¡Nuestra señora! ¡No tenía idea! —De repente se derritió mi enfado. Me agaché y agarré las manos delgadas y exangües—. Lo siento tanto, m'ija. ¿Qué puedo hacer para ayudarte?

—Nada. No creo que nadie pueda hacer nada por mí. Nunca. ¡Mi vida está arruinada! —Se echó a llorar de nuevo. Cogí la caja de pañuelitos de papel y le puse un puñado entre los dedos temblorosos.

Hortensia me miró. —¿Ve usted? —dijo—, ha sido así desde aquella noche. Ni siquiera quiere *sair de casa sozinha*.

Ahora todas estábamos llorando. Después de unos minutos dije, —debemos tranquilizarnos. Si no, tendremos que llamar un submarino para salir de este sótano.

Beatriz hipó una vez y dejó de llorar. Hortensia me sonrió indecisa y volvió a su silla.

Continué. —Nadie tiene derecho de violar a otro ser humano de esta manera. Ojalá que pudiera, con un chasquido de dedos, volver al pasado para que nunca ocurriera, pero no es posible. Necesito pensar en lo que sí puedo hacer para ayudarte de la manera más provechosa. Eso me llevará algún tiempo. Una cosa que puedo hacer ahora es decirte que no tienes que preocuparte por la clase de español. Te daré un «Incomplete» y cuando te sientas mejor…

—No, señora, no, —Beatriz alzó la cabeza y me miró con ojos lagrimosos y labios fijos aunque temblorosos—. No voy a permitir que esto —este acontecimiento horroroso— eche a perder la posibilidad de graduarme este verano. Esta es la única clase que me falta.

Me eché hacia atrás en el sillón. —En ese caso, te ofrezco mis servicios como tutor personal. Te ayudo a poner al día tu trabajo de cualquier manera. Cuando te sientas capaz de volver a los estudios, nos reuniremos aquí todos los días. Gratis, ¡claro! Todas las notas malas han desaparecido. Nunca existieron. ¡Comenzaremos de nuevo!

—Muchas gracias, señora, —la sonrisita de Beatriz se parecía al sol que se entreveía por las nubes en un día lluvioso.

—Por favor, dime Carolina.

Juntaron sus carteras y sus libros. Hortensia vaciló un segundo, y luego dijo, —Hemos oído hablar de Ud., Carolina.

Arqueé las cejas. —Todo bueno, espero.

—¡Sí, sí! Nos dijeron que tal vez podría ayudarle a Beatriz de otra manera, una manera especial. Digo, fuera de lo académico, —se sonrojó.

Me fijé en Hortensia con una mirada interrogadora.

Ella continuó. —Vea, yo… bien, en mi país, aunque la mayoría es católica, muchos practicamos otra religión, una religión del pueblo que lleva muchos nombres.

Dejó de hablar para medir mi reacción y siguió. —Paso muchas horas en esa tiendita en el centro, la Dunraven House. Usted la conoce. Es una tienda, como muchas en mi país, que vende artículos para las sesiones de nuestra religión. Llamamos estas tienditas *casas de santo*. Conocí a un amigo suyo allí, Ricardo.

—¡Ah, sí! —Me acordé de él—, tomamos la misma clase de aromaterapia.[1]

—Mencionó que usted y la maestra de él, Brianna Duncan, tal vez, a veces… *como se diz?*… hacen ciertas cosas en conjunto.

Me sonreí. —Sí, en conjunto, es decir, nos combinamos para hacer cosas. Principalmente ayudamos a la gente con aromaterapia y otros usos sicológicos de los aromas, etcétera. Es lo que estaba pensando cuando dije que me hacía falta decidir cómo podría ayudarle a Beatriz de otro modo.

—¿Con la aromaterapia? —preguntó Beatriz.

—Sí, pero principalmente con la «etcétera». Consultaré con mi amiga y luego hablaremos. Lo importante ahora es

---

1. Véase *La esencia de la aromaterapia*, (Llewellyn Español, 2000).

que descanses y que dejes de preocuparte por la clase de español.

Las acompañé hasta la puerta. Me expresaron de nuevo su agradecimiento y salieron, con Hortensia ayudándole a Beatriz a subir las escaleras a tropiezos.

Volteé el letrero de mi puerta para que dijera «The Professor is Out», entré de nuevo, cerré la puerta y me caí en mi sillón giratorio.

—Carolina, —lamenté para mí misma—, ¡qué desastre eres! Siempre lista a juzgar a los otros. Hasta le hice la mala jugada del truco de la «Dragona» con el lápiz. ¡Qué sinvergüenza eres! —Miré fijamente al periódico abierto en la mesa hasta que se pusieron borrosas las letras y parecían flotar en el aire.

—¿Qué te crees? Desilusionas a tus padres. Tu hermana te detesta. Ni siquiera puedes mantener al día el saldo de tu cuenta corriente. Y lo que es peor, no tienes idea de cómo ayudarle a Beatriz. —Con la cabeza entre las manos, cerré los ojos y dejé caer las lágrimas sobre el periódico hasta dejar empapada la foto de Ricky Martin.

Al rato mis sollozos se disminuyeron al punto de que pude oír otro sonido, leve pero persistente, como el sonido que hace un camión cuando va en revés, pero más suave y de tono más subido. Abrí los ojos y vi que se arrastraba por el borde del periódico otra araña. El color moreno de ésta tenía un matiz de morado y las puntas de sus patas flaquitas, larguiruchas y peludas terminaban en puntas coloradas. Además, llevaba algo, tal vez alimentos, para guardar en su telaraña. Fuera lo que fuera, era pequeño y colorido. Habrá sido una carga pesada porque la arañita se bamboleaba hacia adelante y luego hacia atrás, sin progresar mucho por el periódico. Escuché con más atención los sonidos agudos, intermitentes y para mi enorme sorpresa, percibí las notas de una canción.

—En la Copa. Copacabana.
The hottest spot north of la Habana
En la Copa. Copacabana,
Música y pasión *were always in fashion*
En la Copa… *don't fall in love*

—Doña Carolina, ¡eres tú! —Exclamé—. ¡Ay! ¿Y por qué no me sorprende?

—Hola, chica. —chirrió la araña—. ¿O debo decir *'tudo bem, garota?'*

—¿Eh? ¿Qué quieres decir? ¿Qué diablos estás haciendo?

—Estoy cantando en portugués, —respondió mi antigua antepasado espiritual—. Y hasta un murciélago en esta cueva que llamas una oficina puede ver que estoy bailando el samba. —Pausó—. De hecho, me alegro de que no seas murciélago, o me podrías comer para el desayuno.

La araña chirrió de un modo que sólo podría interpretar como una risa. —En cambio, si tu pregunta era sobre lo que estoy haciendo en el sentido mayor, te estoy manifestando en la forma de una araña. Una araña que habla portugués y baila samba, inspirada por tu nueva amiga brasileña.

—No la podría llamar amiga exactamente.

—¡Lo será! —La araña ejecutó una rutina de desnudista, ondulando dos de sus patas rojas con algún tipo de ritmo—. Un pajarito me lo reveló antes de tratar de arrebatarme para hacerme el desayuno de sus hijitos. Pero me escapé. —Echó otro chirrido con cacareo.

—¿Puedes dejar de vibrar, por favor? Me estoy mareando. Además, apenas puedo oírte, —me quejé.

En un instante la araña se hizo del tamaño de un ser humano y se sentó, es decir, se dejó caer en una de las sillas plegables.

¡Uf! Eché la cabeza hacia atrás, sobresaltada. Lo que me había parecido comida, era en realidad un turbante lleno de fruta tropical —bananas, naranjas, papayas, mangos y así por el estilo. Y las puntas coloradas en realidad eran ocho tacones puntiagudos. —Pareces una combinación de Carmen Miranda y la figura de una película de horror.

—¿Quieres decir que no me parezco a Bárbara Carrera en *Nunca digas nunca jamás?* Estoy anonadada. ¿Y así se le habla a una viejita que ha viajado desde el «Otro Lado» para consolarte?

—Una viejita no debe usar tacones tan altos, —gruñí—. Podría resbalarse.

—¿Quién, yo? —Mi antepasado habló por un agujero en el centro de su cabeza de araña que asumí era una boca porque estaba embarrada de carmín—. Me puedes decir Rita Moreno. Además, tengo nada más de 156 años, más o menos. Apenas adolescente. —Para comprobarlo meneó las caderas en su silla.

—¡Por favor! —Levanté la mano—. Me estás dando un dolor de cabeza. Es un poco abrumador tener una araña peluda gigante con tacones altos y un turbante lleno de fruta en mi pequeña oficina.

La araña dejó de oscilar y se puso a hacer pucheros.

—La araña representa, entre otras cosas, la creatividad femenina. Sirve para recordarte que eres una persona talentosa que ya conoce algunas maneras de formar tu destino y de ayudar a otros a tratar con el suyo. Te hace falta alejar tu miedo sobre tus limitaciones y acordarte de algunas de las posibilidades para el cambio que están por allí.

—¿Qué posibilidades? —Arrugué la frente.

—Las posibilidades del cambio que están en los cuatro elementos: aire, fuego, agua y tierra, —respondió—. Especialmente el fuego, que como Wiccan puedes dominar, —añadió a modo de indirecta.

La miré sin expresión.

—Está bien, está bien. Si mi forma de tamaño de ser humano te molesta demasiado, crearé otra ilusión. ¡Shazám!

La araña dio vueltas en la silla y ya cuando me dio la cara de nuevo, se había transformado en mi antepasado espiritual, doña Carolina da Silva. Llevaba la misma falda y blusa harapientas de color de ciruela con la mantilla anaranjada como siempre pero todavía usaba los tacones colorados y el turbante lleno de fruta. Por lo menos el carmín del lápiz labial había desaparecido.

—Muchas gracias, —le dije, agradecida por pequeñas ventajas—. Ahora puedo concentrarme mejor.

Mi antepasado habló. —Sabes, por toda la enseñanza de la que te has aprovechado, te portas como cero a la izquierda a veces. Habrás hecho errores tontos, como ahora con Beatriz, pero es una característica del ser humano y pronto aprenderás. Lo que no comprendo es por qué los árboles no te dejan ver el bosque. Eres perfectamente capaz de ayudar tanto a tu estudiante como a ti misma con los conocimientos que ya posees.

Le miré fijamente sin comprender.

—Vaya, vaya, —me increpó—. Veo que voy a tener que explicártelo detalladamente. ¡Piensa en tu herencia católica, chica! Sin hablar de tus conocimientos de Wicca. Simplemente prende una vela y aleja la oscuridad que ha cobijado con una sombra esta ciudad y tu vida.

Preví la llegada de un mini sermón. —Espérate un momento, —dije—. Tengo sed. ¿Te importa que vaya a la máquina para comprar una Coca? No he tenido mi ración de cafeína para hoy.

—«Ningún problema», —concordó—. Respeto la necesidad que tiene el ser humano por cafeína. Te espero aquí. Tengo que quitarme estos zapatos de todos modos. ¡Las patas me están matando!

—Es porque aún estás usando tus calcetines de lana gruesos del Pueblo del Sauce Colorado.

Ladeó la cabeza. Pensé que el turbante iba a caerse, pero no ocurrió. —¿Crees que eso es lo que me está apretando los dedos? Me supongo que por una vez tienes razón.

La dejé quitándose los zapatos y frotándose los pies con los calcetines puestos, y me escurrí por el pasillo.

Capítulo 2

Trae luz a tu vida

Logré correr hasta la máquina que vende refrescos y volver a mi oficina sin encontrar a nadie. Una ventaja de la sesión de verano: no hay los montones de estudiantes rondando por los pasillos, queriendo consultar con los profesores, desviándoles a éstos de su propia agenda.

De vuelta en mi oficina, cerré la puerta. Mi pariente dejó caer sus tacones y el turbante en mi escritorio, que había cobrado la apariencia de una carreta de frutero. Lástima que fuera una ilusión. Me hubiera gustado probar un jugoso mango. Bueno. Abrí mi Coca Cola y me preparé para escuchar una de las conferencias dictadas por doña Carolina. La cara enjuta de mi antepasado asumió una apariencia estoica que me recordó a una estatua de un guerrero tolteca cada vez que transmitía conocimientos serios. Empezó a sermonear sobre los misterios del fuego, de la luz y de las velas.

El poder del fuego

—Como ya sabes, —empezó—, el fuego es uno de los elementos primarios de los cuales se forma la vida. La gente de todas las culturas del mundo por las edades ha reconocido que sin la luz del sol y su calor, nada puede florecer. Es una de las razones por las cuales los seres humanos antiguos adoraban el sol; al hacerlo, observaron el principio creador del fuego y la luz. Para mostrar respeto por este aspecto de la fecundidad, los antepasados de tu amiga Brianna, en el Sabat de primavera llamado Beltane, rodaban grandes ruedas ardientes de madera hacia el «loch» para ver las llamas extinguirse en el agua. Para ellos, el acto de mezclar el fuego y el agua simbolizaba emparejar los principios masculino y femenino, de cuya unión nacía vida nueva.

Cuando descubrieron los seres humanos que podían crear el fuego al frotar dos palos o pedernales hasta que echaran chispas, aprovecharon el poder de este elemento para protegerse de las bestias peligrosas. El dominio del fuego se consideraba una forma de la Magia Elemental. El deseo de comprobar que los seres humanos puedan controlar este elemento aún se pueden observar en las culturas de la India oriental, donde los adeptos caminan descalzos sobre brasas rojas y tragan antorchas ardientes.

La Iglesia católica proporciona ejemplos semejantes en las historias de las vidas de algunos santos. Santa Catalina de Siena una vez se cayó en una chimenea llameante y se escapó sin quemarse. San Lorenzo, un diácono primitivo de la Iglesia, tuvo menos suerte y fue asado sobre brasas calientes. Después de quedarse un rato con un lado del cuerpo en las brasas, dijo, "Pueden voltearme ahora, este lado ya está cocinado."

Además de ofrecer protección, el fuego proporcionaba el calor y un modo de cocinar la comida. Cuando la gente dejó de cazar y recolectar y comenzaron a formar comunidades, frecuentemente mantenían una hoguera comunal perpetua que utilizaban todos los residentes. En aquella época la gente se ayudaba mutuamente a construir casas nuevas y luego se reunían adentro para encender el primer fuego del hogar. De ahí viene el concepto que se expresa en inglés con la palabra «housewarming» que significa inaugurar una casa.

Se convirtía en una discusión caliente. —Cuando me mudé a mi nuevo apartamento, —dije—, descubrí que los antiguos residentes habían dejado preparado un fuego. Me acogieron con calor.

Doña Carolina inclinaba la cabeza como señal de acuerdo. —Eventualmente el fuego de la chimenea llegó a ser un instrumento de socialización porque representó el espíritu colectivo de la familia o clan. Puesto que el fuego asumió un papel simbólico importante, muchas leyendas relacionadas con el fuego «se encendieron». Por ejemplo, en la Biblia cristiana dice que Dios primero creó el arcángel Lumiel, cuyo nombre significa «La Luz de Dios». Pero Lumiel se rebeló contra el plan de Dios y fue expulsado del Cielo. Se cayó a la Tierra donde reinó como «Rex Mundi» o rey del Mundo. Este Arcángel caído reveló muchos secretos a la humanidad y entre éstos eran los misterios del fuego. Pensaba que una vez que los seres humanos hubieran progresado espiritualmente, mostrarían su agradecimiento por los conocimientos que habían adquirido por él, ayudándole a recuperar su legítimo lugar en el Cielo.

—Los mitos como éste nos revelan que el fuego ha llegado a simbolizar la aspiración más alta de la humanidad

—la unión con la Divinidad por medio de la luz. Cuando yo era joven…

—¿A los setenta y cinco años? —bromeé.

Me echó una mirada de advertencia, —¡O aun más joven, si te lo puedes imaginar! Me acuerdo de mirar a los chamanes del Pueblo del Sauce Colorado cuando rodeaban un espacio sagrado con ramas secas. Luego se metieron dentro del espacio y encendieron las ramas. Allí, dentro del círculo de fuego, hicieron sus ritos. En esa época pensé que encendieron los fuegos para protección y para que nadie viera sus rituales secretos. Ahora me doy cuenta de que también establecieron un lugar sagrado que existía entre el Mundo y el Otro Lado y los acercó al Padre Cielo.

—¡Me tienes como en brasas! —maravillé—. Pero, ¿cómo figuran las velas en esto?

La vela mágica

—Recuerda que «Con la paciencia viene la ciencia», y verás que para ahí voy. —Doña Carolina agarró la bolsa de su falda—. ¿Me supongo que está prohibido fumar aquí? —preguntó.

—En un edificio público, sí, está prohibido. Así es la ley en Boulder, —le respondí.

Suspiró mi antepasado. —Nunca pensé que en todas mis vidas vería el día en que me prohibieran fumar.

—No se prohíbe fumar, —le expliqué—. Sólo que no puedes hacerlo en los edificios públicos. Es para la salud de todo el mundo.

—Es un poco tarde para mi, pero si ya no hubiera pasado al Otro Lado no tendría esta posición única de ser tu maestra. —Me echó una sonrisa en que se veían más encías que dientes—. Ahora, ¿dónde estaba?

—Estabas explicando la Magia de Velas.

—Ah, sí. Imagínate un mundo donde tienes que terminar tus actividades y acostarte cuando se pone el sol, y levantarte con el amanecer porque no puedes hacer nada sin una fuente de luz durante la noche. La invención de las velas extendió el período de luz durante el cual la gente podía seguir haciendo cosas necesarias. Estas lucecitas brillantes simbolizan el esclarecimiento porque en este sentido, ahuyentan las sombras de ignorancia y abren las puertas a la sabiduría y la comprensión.

La Iglesia católica ha aumentado este símbolo de muchas maneras. Además de las muchas velas de súplica que se dedican a los santos, hay el día de Santa Lucía el 13 de diciembre. Tiene significado especial en Suecia, donde, debido las altas latitudes, el cielo se queda relativamente oscuro durante todos los meses de invierno. En la completa oscuridad de la mañana del día 13, una doncella rubia que representa a Santa Lucía desciende una escalera, llevando un vestido blanco y una corona de velas y follaje y trae la luz a la gente que espera abajo.

En las pinturas se ve a Santa Lucía con los ojos en una bandeja. Muchos creen que esto significa que alguien le quitó los ojos en su martirio, pero no es verdad. Los ojos ofrecidos en la bandeja son símbolos de la luz espiritual puesto que los ojos son las ventanas del alma.

En otra costumbre católica, el Gran Velorio de la Pascua Florida se observa la noche del Sábado de Gloria, originalmente hasta el amanecer. Un gran cirio recibe la bendición del fuego y se enciende con un pedernal. Con ese cirio se encienden todos las demás velas de los participantes del velorio y las velas que se utilizan para los bautizos y entierros.

La vela dura 50 días. El cirio pascual probablemente se relaciona con la antigua historia hebraica de la Columna de Fuego. La columna luminosa demostró la presencia y la protección de Dios, quien condujo a los judíos en su salida de Egipto.

Mientras que las hogueras, las antorchas gigantescas y las lámparas complicadas de petróleo son llamativas en los templos y castillos, las velas son más cómodas en la casa típica de un individuo. Son baratas y fáciles de comprar o de fabricar y es tan sencillo usarlas en los hechizos que aun las brujas inexpertas, como algunas que podría mencionar, —me echó una mirada—, tendrían dificultad en equivocarse con ellas.

—Con «sencillo» no quiero decir que la Magia de Velas sea en sentido alguno forma inferior de Magia. La sencillez en esta instancia significa la elegancia y belleza, además de la conveniencia y facilidad. El ritual con velas es el arte ocultista más antigua, y el poder irresistible de la vela ha sido respetado durante siglos por los campesinos, agricultores, reyes, reinas, magos igual que los líderes religiosos.

Los rituales y costumbres que utilizan velas se han descrito desde los tiempos más remotos. Por ejemplo, el día de Santa Brígida (el primero de febrero), originó en los tiempos paganos con la diosa Brígida. Su fiesta se llama Candelaria por la cantidad de velas que se encienden durante el festival.[1] Su suave resplandor simbolizaba la vuelta de la luz a la Tierra (por lo menos en el Hemisferio norte), y con ella, el inicio de la vida bajo el suelo. Los adeptos fabricaban camas de guata, tamaño muñeca, para

---

1. El nombre «Candelaria» es la cristianización del festival pagano que en los antiguos idiomas celtas se llamaba «Olmelg» e «Imbolc».

que Brígida se acostara. También depositaba adentro ruedas de fuego en miniatura, hechas de paja para simbolizar el poder fertilizante del dios. Así, según pensaban, Brígida resultaría embarazada y la vida continuaría a florecer.

Las bases del ritual con velas

Doña Carolina me clavó su mirada brillante. —¿Sabes? Tú y tus amigos y casi todo el mundo, si lo saben conscientemente o no, practican la Magia de Velas por lo menos una vez al año.

—¿Papi incluso?

—Papi, también, —afirmó—. Y Mami y Angela y Héctor también, cuando encienden las velas de la torta de cumpleaños. La llama de la vela representa la chispa divina del individuo en este mundo. Al combinar una fuerza vital individual con el poder elemental de la llama, se crea una sinergia espiritual mayor que cualquiera de sus partes por sí sola. En efecto, practicas la magia elemental.

—¿Con sólo encender una vela?

—Sí, y al ejercer concentración y visualización para que puedas descender a tu subconsciente y traer los símbolos visuales a la superficie. Diriges éstos con la fuerza de tu voluntad para efectuar cambios en tu mente y en el ambiente físico.

—Pensé que era más complicada la Magia de Velas.

—Una vez preparada tu mente para conseguir resultados mágicos, ya no te hacen falta más que una vela, un candelero y fuego.

Mis pensamientos volvieron a una clase que tomé antes de mi iniciación. —En mi clase de Wicca me dijeron que para los hechizos los componentes importantes eran los colores de las velas y su forma, además de los aceites e inciensos.

—Son útiles, claro, —concordó—. Como lo son también los sellos y sigilos, las invocaciones al poder angelical apropiado como comentamos hace unas semanas,[2] y una amplia gama de otras correspondencias. Cualquier cosa que te ayude a accesar lo más profundo de tu mente subconsciente vale la pena. Lo que usas depende de tu nivel de pericia mágica y los requisitos individuales. Dicen que los Magos más adeptos pueden practicar los rituales más detallados dentro de su cabeza, sin estímulo externo alguno.

—No creo que haya logrado ese nivel todavía.

—De acuerdo. Así que tendrás que aprovecharte de por lo menos algunos de los accesorios como los inciensos y los aceites.

Otro beneficio de los rituales con velas es que te ayuda a ser una bruja más competente. Aprendes a emplear la punta de la llama para enfocar y mejorar tus habilidades de visualización y concentración. Mientras aumentas tus conocimientos de la Magia general, dependerás de las velas para medir el progreso de tu desarrollo personal.

Mi antepasado recogió un zapato de la mesa, se quitó su calcetín de lana y se puso el zapato. Repitió el procedimiento con el otro pie.

—Tenías razón, —dijo—. Era por los calcetines que me apretaban los zapatos.

Puse los ojos en blanco.

—Otro aspecto de los rituales con velas, —dijo—, es que es una de las mejores maneras de entrar en contacto directo con los ángeles porque las vibraciones del color y la luz armonizan con las energías angelicales. Es por esto

---

2. Véase *Fuego angelical,* (Llewellyn Español, 2000).

que te dije que encendieras velas cuando estabas comunicándote con los ángeles hace poco.

Asentí con la cabeza, recordando, —Fue efectivo también. Me comuniqué con mi Angel de la Guarda, es decir, mi Ser Superior.

Doña Carolina pensó durante uno momentos. —¿Quieres que te dé un ritual con velas que te abra el camino a los planos espirituales más altos para prepararte mejor para ayudar a los demás? ¿Tanto a Beatriz como a ti misma?

—Sí, por favor. De veras me hace falta un hechizo de ese tipo ahora.

Ritual con velas para abrir tu camino

—Necesitas: tres candeleros, tres velas largas (dos de color dorado y una anaranjada), fósforos, una mezcla de sándalo y rosa como aceite de ungir para las velas, una gota de aceite de glicina para tu tercer ojo (el espacio en tu frente entre las cejas) y una campana. También te hará falta un espejo. El mejor espejo es el que forma parte de un tocador.

—Si quieres quemar incienso, mézclate un poco de «La Magia de Merlín». A continuación está la fórmula.

Incienso «La Magia de Merlín»

1 cucharada de trocitos de sándalo rojo, 1 cucharada de polvo de sándalo, 2 cucharaditas de capullos de lavanda, 1 pellizco de canela en polvo y ½ cucharadita de aceite de muguete. Riega el incienso en un carbón autoencendido caliente en un incensario.

—Cuando dan las doce de la medianoche un miércoles, siéntate en una silla con la cara hacia el espejo en tu habitación. Coloca las tres velas en sus candeleros atrás de ti en un semicírculo con la de color naranja en medio para que su luz se refleje en el espejo. Úntalas todas con una mezcla de aceite de sándalo y rosa (se encuentran las instrucciones para ungir en el capítulo 5) y pon una gota de aceite de glicina en tu tercer ojo.

Suena la campana tres veces para anunciar tus intenciones a tu subconsciente, enciende los cirios y acomódate para tu meditación. Escucha el sonido de tu respiración, permitiendola que se haga más lenta. Cuando estés relajado, pero alerta, entona la siguiente invocación.

"¡Arcángel Raphael, Señor de los Reinos Airosos! Ud. que hace sentir su presencia en todas partes.

Ud. que sigue todos los caminos y se comunica entre ellos.

Por la luz dorada de la vela, le invoco para iluminar mi camino y mostrarme mis opciones en el viaje de la vida.

Abra mi camino al Superior".

Quédate sentado en contemplación por unos minutos. Si recibes alguna visión o impresión, escríbelas en tu diario en cuanto termines el hechizo.

Cuando te parezca que haya llegado la hora de cerrar la sesión, toca la campana tres veces para avisar a tu subconsciente que vuelves a un estado de plena consciencia. Agradécele a Raphael su amparo y vuélvete a este momento y este lugar. Apaga las velas. Es posible que quieras repetir este ritual varias veces hasta que hayas recibido la máxima dirección del Arcángel o hasta que las velas se acaben.

****

—Es una meditación hermosa, —dije—. La voy a probar muy pronto.

Doña Carolina se puso de pie y se tambaleaba sobre sus tacones.

—Tengo que irme ahora, chica.

—Ensayo del coro Allá Arriba?

—Sí, —se sonrió—. Tres veces al día. Obviamente los ángeles de los tronos toman su música en serio.

Bajé los ojos durante unos instantes y cuando los levanté, mi antepasado se había convertido en la arañita y se arrastraba hacia la grieta entre la pared y el piso.

—Por poco se me olvida, —me susurró con su voz débil de araña—. Cuandoquiera que practiques la Magia de Velas, recuerda que debes utilizar tus conocimientos ocultistas para servir a los demás sin ninguna recompensa, excepto, tal vez, por los materiales que empleas.

Nunca debes cambiar el destino de otro con la Magia, especialmente si no lo sabe o si no te ha dado permiso. Los individuos tienen la responsabilidad de su propio destino. Tus hechizos pueden ayudarles, dándoles una mejor actitud hacia sus metas, abriéndoles nuevas posibilidades, protegiéndolos de las fuerzas intrusas, creando un ambiente personal positivo para la recuperación de su salud, para desarrollar sus poderes psíquicos y para comunicarse con las energías en otros planos. Pero no puedes forzarlo. Al fin y al cabo la decisión es suya.

Con eso, la arañita peluda desapareció en la grieta, dejando atrás las pelotas coloridas que habían materializado como fruta. Fui al rincón, me agaché y recogí las pelotas. ¡Increíble! Doña Carolina había conjurado la ilusión de un turbante lleno de frutas tropicales hechas de bolitas del papel metálico usado para envolver dulces. ¿Cómo lo hizo? No voy a saber nunca. Metí las bolitas en la bolsa. Es la hora de prenderle fuego a mi cohete.

****

Corrí para casa después del trabajo y le telefoneé a Brianna antes de que saliera a dar su clase de aromaterapia. Como sospeché, a ella le encantó la idea de cooperar con mi misión de ayudarle a Beatriz. Hicimos una cita para encontrarnos en el centro en Dunraven House mañana para mirar el surtido de velas que venden. Nos hace falta decidir qué tipo de hechizo hacer.

Después me puse a buscar en el viejo baúl azul donde guardaba mis chismes mágicos y la información que había juntado sobre Wicca. No tuve que buscar mucho. Los apuntes de la clase de la Magia de Velas que tomé estaban guardados en un cuaderno negro, con una etiqueta de cinta adhesiva en la tapa.

Preparé un espumoso capuchino helado, un producto de mi MEPL (mi Máquina de Espresso Personal de Lujo). Después de sentarme junto a mi escritorio, miré por la ventana que daba al espacio verde del parque Chautauqua, espacio enmarcado por tres altas montañas que se levantan de golpe de la pradera para tocar el cielo. Mientras repasaba mis apuntes, trasladé a mano las partes importantes a mi Libro de Sombras, donde escribo todos los hechizos, rituales, meditaciones y fórmulas como a continuación.

Capítulo 3

La magia del color

Mientras todo el mundo comprende la importancia de la luz para la vida, no siempre se dan cuenta de la influencia profunda que ejerce el color tanto en el cuerpo como en la psiquis. La gente ha reconocido los efectos terapéuticos del color para suavizar y estimular desde el comienzo de la historia escrita. Las culturas de todo el mundo, incluso los egipcios, celtas, indígenas americanos, chinos, griegos, persas, árabes y teutones, recordaron sus usos de colores para la curación. Ahora designamos estos conocimientos como la ciencia de la terapia del color.

En nuestra época, la influencia del color está tan presente en la vida diaria que se puede decir que ha invadido el idioma. Nos ponemos rojos de ira, contamos chistes verdes, sueñan las chicas con el Príncipe Azul, nos reímos del arte basada en el humor negro. Aun la ciencia moderna ha sentido la necesidad de comprobar el carácter tangible del color al declarar que posee una estructura concreta y corpuscular que se transmite a nuestro cerebro por ondas electromagnéticas.[1]

En el campo de la publicidad saben muy bien cómo pueden los colores influir en nuestras opiniones, y se aprovechan de su magnetismo para vendernos productos. En el mundo contemporáneo nos bombardean constantemente con matices infinitos de todos los colores imaginables en los comestibles, la ropa y el ambiente. Estamos envueltos en cuerpos etéreos multicolores que se llaman auras, las cuales, aunque generalmente invisibles al ojo humano, se han grabado, medido y hasta fotografiado. El esquema de colores de la aura puede revelar mucho sobre el estado de salud, emoción, mente y espíritu de una persona.

Naturalmente, hace mucho que las Brujas y Magos descubrieron el poder del color. Emplean una escala cromática en la Magia de Velas para atraer vibraciones que, combinadas con la visualización, concentración y el poder de la voluntad, producen Magia potente.

A continuación se halla una visión general de la paleta de colores de velas que muestra cómo se utilizan en la Magia. Al leer las descripciones, ten en mente que los colores raramente son puros y que las combinaciones de diferentes matices producen una variedad infinita de tonos. Recuerda también que ningún color es exclusivamente positivo ni negativo. Según el tono, se comunicarán ideas diferentes. Cuando elijas las velas, sigue tu intuición y compra las que

---

1. Para una explicación de los efectos tanto físicos como psicológicos del color, recomiendo el libro de Faber Birren: *Color Psychology and Color Therapy: A Factual Study of the Influences of Color of Human Life*, (Secaucus, New Jersey: Citadel Press, 1972 [1a. ed. 1950]).

te gusten o las que estén de acuerdo con el hechizo con que las piensas usar.

Con cada descripción doy una palabra clave para ayudarte a recordar el significado primario del color y a planear hechizos. Si sabes las características asociadas con los planetas (véase el Apéndice C), puedes modificar tus hechizos para que armonicen con vibraciones planetarias específicas. Después de cada descripción de un color, propongo una meditación apropiada de mi Libro de Sombras. También incluyo una sugerencia para un incienso y un aceite para ungir la vela. En el capítulo 5 encontrarás instrucciones sobre cómo debes ungir las velas, pero la decisión de quemar incienso o no depende de si te ayuda a alcanzar un estado meditabundo.

Después de ungir y encender la vela y el incienso, pon un toque del aceite en tu tercer ojo para reforzar el lazo entre tú y la vibración de la vela.

Siéntate ante tu altar en una posición cómoda, pero con la espalda recta. ¡Nada de hombros caídos! Disminuye tu respiración mientras miras fijamente la llama. Cuando estés listo, di la afirmación en voz alta. Fija tu atención en el tema de tu meditación durante un máximo de quince minutos. Si recibes alguna idea, sonido, sentimientos, imágenes o incluso un aroma durante este periodo, recuérdalos y escríbelos en tu diario en cuanto termines. No trates de analizar estas impresiones; sólo escríbelos como se te ocurrieron. Vuelve más tarde a tu diario y te pueden asombrar las ideas que se te han ocurrido.

Los colores de las velas

El color blanco
Palabra clave: Espiritualidad
Vibración planetaria: Luna

Puesto que el blanco combina todos los colores del espectro en una síntesis equilibrada, simboliza la armonía, lo sano, la limpieza, la pureza, la generosidad, la inocencia, la esperanza, la verdad y el reino espiritual. Del lado negativo, algunas culturas enfocan en el aspecto espiritual y despegado del mundo del blanco y lo asocian con la muerte y el luto. Este matiz también puede representar lo insano, como una falta de sangre, debilidad, cobardía y rendimiento.

Esta es la vela más útil de tu colección. Puesto que contiene el espectro entero, puede tomar el lugar de cualquier otro color. Son especialmente útiles cuando, por ejemplo, no sabes la fecha de nacimiento de alguna persona que quieres incluir en un hechizo.

Quema las velas blancas para limpiar y bendecir el ambiente y para recibir dirección espiritual, fuerza e iluminación. Usalas en rituales para buscar la verdad, mejorar tus capacidades de clarividente, para atraer la paz y la tranquilidad, romper una condición cruzada, para realizar tus metas más anheladas y para trabajar con la energía lunar.

Meditación en blanco para descubrir la verdad

Aceite para ungir: rosa blanca
Incienso: benjuí
Afirmación:

«Vela blanca y valiente que ardes brillante, echa sobre mí tu luz. Corta por la oscuridad, por los caminos tortuosos y por las mentiras para revelarme conocimientos válidos y verdaderos, para guiar mis acciones venideras como corresponde.»

El color plateado
Palabra clave: Comunicación
Vibraciones planetarias: Luna, Urano

Las velas de color de plata (y también doradas) son difíciles de encontrar en las tiendas. En los Estados Unidos se venden frecuentemente para las fiestas de invierno o en la época tradicional de bodas en el mes de junio. Cuandoquiera que las encuentres, sugiero que te compres varias porque el color de plata es muy efectivo para afinar tus habilidades psíquicas. La plata ayuda con los viajes astrales, la clarividencia y la canalización y ayuda a tu «memoria de larga distancia» a resolver los misterios de vidas pasadas y futuras.

Es también un color neutro y estable que casi anula las características negativas del negro. Algunos que saben de velas dicen que simboliza la victoria de la luz sobre la oscuridad. Quema estos cirios como parte de los rituales para desterrar la negatividad, promover la estabilidad y atraer la influencia de la Gran Madre.

Meditación de color plateado para explorar vidas pasadas

Aceite para ungir: magnolia
Incienso: artemisa y corteza de mirto
Afirmación:
«Vela llena de gracia, centelleando como una estrella en el firmamento infinito, abre la puerta a los caminos que ya he andado y a los tiempos que ya he vivido para que pueda traer conocimientos a este plano para ayudarme a mí mismo y a otros a gozar de una existencia enriquecida.»

El color gris
Palabra clave: Sosiego
Vibración planetaria: Saturno

Los matices pálidos del gris se consideran como iguales al plateado. Puesto que el gris promueve el sosiego y la neutralidad, esta vela se puede quemar cuando se está contemplando qué acciones se deben hacer en las situaciones complejas. El gris pálido representa la madurez y la sabiduría.

Ten cuidado con los matices oscuros o turbios —crean una atmósfera de tanta quietud que pueden resultar el estancamiento, la indiferencia, la anulación, la depresión o la confusión.

Meditación en gris para calmar tu pasión

Aceite para ungir: abeto balsámico
Incienso: mirra
Afirmación:
«Llama estable de neutralidad, infunde en mi corazón tu lento latido rítmico para que encuentre la madurez para conquistar mi pasión y enfrentar obstáculos con la fuerza, la valentía y la fuerza de voluntad renovada.»

El color rojo
Palabra clave: Vida
Vibración planetaria: Martes

Es el color de la sangre y por eso es asociado con la vida. El rojo emite energía, entusiasmo, fuerza, buena salud, intensidad, amor, pasión, virilidad, fuerza de voluntad y ánimo. Los aspectos negativos incluyen la lascivia, falta de control, odio, crueldad y violencia.

Este símbolo del principio masculino y activo, anima los hechizos para aumentar el magnetismo y para calentar cualquier situación. El poder atractivo del rojo es una de las razones por la cual se fabrican las bolsitas talismánicas, conocidas como «mojos», de franela roja. Se cree que el color atrae y sujeta la energía con que está cargada la bolsa.

Creo que las velas rojas se usan excesivamente en la magia contemporánea. Dadas las influencias fogosas, intensas y a veces imposibles de predecir que atraen, te aconsejo que las uses sólo para los hechizos que exijan resultados inmediatos y definitivos, o para dar un sobresalto a una situación estancada.

Los matices de todos los colores crean cambios sutiles en los tipos de energía que aporta a un hechizo. Dada la naturaleza doble de este color, las variaciones del rojo tienen significado especial. Por ejemplo, si haces un hechizo para la buena salud, podrías elegir una vela de color granate. Esta vela mezcla lo suficiente del azul con el rojo para subrayar el aspecto fuerte y vigoroso del rojo que curará al paciente de la enfermedad. En cambio, las velas de color carmesí combinan el rojo con la influencia del oro que pondrá en acción las fuerzas cósmicas.

Meditación en carmesí para ponerte en moción o mover una situación

Aceite de ungir: geranio
Incienso: el tabaco negro indio
Afirmación:
«Llama atrevida y rojiza, inflámame a mí (o esta situación) con tu energía vibrante. Inspírame (Inspírala) a la acción y refuerza el camino a un resultado feliz que beneficia a todo el mundo.»

El color rosado
Palabra clave: Despertar
Vibración planetaria: Venus

El rosado es una variación del rojo cargado con una dosis fuerte de blanco. Cuando la gente contempla este color, imaginan el amor, la aventura romántica, la buena salud, la belleza, la femineidad y tal vez un ambiente que conduzca a interacciones sociales felices. Aunque estas características ayudan a definir el rosado, hay más que considerar.

En el Vudú, el rosado significa el éxito y el triunfo del bien sobre el mal. En otras tradiciones, representa el honor, la diplomacia, la armonía, el liderazgo, la abnegación y la moralidad.

Un matiz más suave que el rojo, es más apropiado en los hechizos para ayudar a los que estén muy inquietos, especialmente en el reino espiritual. Quema las velas rosadas para asegurar el éxito de cualquier empresa, especialmente de tipo romántico, para aliviar el dolor de las almas inquietas y disolver las condiciones negativas. El rosado claro despierta la espiritualidad mientras que los matices calientes inspiran la sensualidad y la alegría.

Meditación en rosado para el despertar espiritual

Aceite para ungir: violeta
Incienso: sándalo blanco
Afirmación:
«Resplandor rosado del amanecer, ven para incorporarte a mi ser. Abre mi espíritu a vistas nuevas. Guíame en el camino a la sabiduría superior y alúmbrame el sendero hacia la unión con el Uno y Todo.»

El color anaranjado
Palabra clave: Estímulo
Vibración planetaria: Mercurio

Otro color que comienza con una base de rojo, pero incluye el amarillo para infundirle el calor del sol de pleno verano, es el anaranjado. Este matiz atrae las influencias tanto del Sol como de Mercurio y por eso se relaciona con el estímulo, especialmente de la mente. El anaranjado es el color de los «aeróbicos mentales» porque ayuda a despejar y revivificar la mente.

Este color representa la adaptabilidad, la carga de las «pilas personales», la restauración, el poder de la voluntad y la concentración. Quema velas anaranjadas para organizar el intelecto, lograr el dominio de sí mismo, avivar el entusiasmo, reunir a los amigos alegres a tu alrededor, conseguir el éxito financiero y cambiar tu suerte. Quema las velas anaranjadas junto con otros colores para enfocar tu concentración en la tarea a mano.

Meditación en anaranjado para cambiar tu suerte

Aceite para ungir: melisa
Incienso: gránulos de canela
Afirmación:
«Baila, llama anaranjada, y brilla vivamente sobre los riesgos que asumo. Corta un sendero para que yo lo siga hasta la buena suerte, y que los bienes a mí otorgados me enriquezcan y cumplan la vida y que beneficien a los demás.»

El color amarillo
Palabra clave: Cambio
Vibración planetaria: Sol

Este equilibrio resplandeciente entre el extremo azul y el extremo rojo del espectro se enlaza con la creatividad y la inspiración, la agilidad mental, la atracción magnética y la comunicación. En la Magia latinoamericana se cree que el amarillo dispersa la discordia y el mal y se utiliza en los exorcismos. Las asociaciones negativas incluyen la cobardía, la enfermedad, la desconfianza y la inconstancia.

Si quieres efectuar un cambio repentino en tu vida, rodéate de amarillo. Las velas de amarillo pálido son para cuando desees el éxito en las artes de representación, la medicina, el comercio, la diplomacia, la creatividad y la asesoría o cuando quieras encantar, persuadir o cambiar la opinión de alguien.

Cuando yo vivía y estudiaba en el Este de los Estados Unidos, mi maestra abrió algunas de las clases de Wicca al público. Una tarde apareció un tipo que nadie había visto antes. Dijo que era un iniciado de Wicca y también velero. Mientras seguía la sesión, él se inquietaba y rezongaba. Finalmente no pudo contenerse y se levantó de un salto.

—¿Cómo pueden ir diciendo esas cosas? —gritó—. ¿Qué tipo de moralidad está enseñando? ¡Velas amarillas para cambiar la opinión de una persona! ¡De veras! ¡Ya me voy de aquí!

Antes de que pudiera defenderse la maestra, salió de la sala. Cuando por fin dejó de sonar la campanilla sobre la puerta, respiró fuertemente y comenzó a hablar.

—¡Pobre! Ahí tienen un ejemplo de una tendencia problemática de nuestro campo —algo conocido popularmente como «Wicca Bambi». La necesidad de ser «políticamente correcto» ha llegado aun a nuestro puesto fronterizo de independencia de pensamiento religioso y espiritual. En un esfuerzo de blanquear la Magia y aplacar la población general, esta gente no se mete en nada que no sea luz y dulzura. Lo que no comprenden es que la Magia es la Magia. Es una fuerza pura y sin refinar —ni positiva ni negativa. Igual que los poderes de los elementos. La manera en que se usa es según el individuo.

Antes de emprender cualquier operación mágica, los Magos responsables siempre tienen en cuenta la Ley de Tres. Saben que toda la Magia que hacen volverá sobre ellos con el triple del poder. Mejor que condenar a un Mago así no más, el Wicca Bambi debe haber buscado más perspectiva.

Por ejemplo, el concepto de emplear las velas amarillas para «someter», «obligar» o «persuadir» a alguien. Supónte que tu hermana está casada con un hombre machista rabioso que la golpea regularmente para mitigar sus sentimientos de inferioridad. ¿Qué te parece la posibilidad de hacer un hechizo para cambiar repentinamente su actitud para que deje la violencia y busque ayuda sicológica? Esto sería proporcionar un servicio a tu hermana y a la sociedad en general.

No pienses por un momento que el «someter» o el «obligar» signifiquen hacer que la persona haga cosas contra su voluntad. Nadie puede contrariar el libre albedrío. Lo que haces cuando practicas la Magia de esta manera es apelar al buen carácter de la persona y tratar de abrir la puerta a otra posibilidad.

Hablando de posibilidades, —continuó—, puedes ampliar tu propia perspectiva y quemar velas amarillas para cambiar tus actitudes personales: vencer un hábito malo, aceptar una situación que no puedes cambiar, encontrar la confianza para lograr tus mayores metas.

Después nos enseñó esta meditación:

Meditación en amarillo para recibir inspiración

Aceite para ungir: heliotropo
Incienso: granos de olíbano
Afirmación:
«Llama alegre, ilumina mi aura para que aparezca mi musa y me inspire con la creatividad. Que vuele mi mente a las máximas alturas y vuelvan a la Tierra alegre y lista para comunicarles a los demás el poder y la gloria del Divino.»

El color de oro
Palabra clave: La fortuna
Vibración planetaria: Sol

Una variación del amarillo, este matiz solar ejerce una influencia hipnótica y atractiva que atrae las fuerzas cósmicas como un imán. Las velas doradas, como las plateadas, pueden ser difíciles de encontrar, así que cuando las encuentres, compra varias. Si te hace falta una vela dorada y no las encuentras, unge una vela blanca con aceite virgen de oliva (el símbolo de Minerva, diosa de la sabiduría). Luego haz rodar la vela en arena magnética «de oro», que se obtiene fácilmente de las tiendas que venden artículos metafísicos. Puedes convertir una vela blanca en una plateada haciéndola rodar en la arena magnética «de plata».

Bien vale la pena hacer el esfuerzo por encontrar una vela dorada porque las vibraciones sublimes de este color aumentan unos hechizos poco comunes. Por ejemplo, quema las velas doradas para eliminar los obstáculos que están entre tú y tus metas y que se escapan de tu control inmediato. Puedes asegurar que recibas el programa de clases que necesitas para graduarte, atraer el comprador perfecto para ese coche antiguo o ver subir en valor los bonos que compraste. Las velas doradas también son valiosas para los hechizos que te ayudan a hacer decisiones para tu carrera, recibir suerte o dinero u obtener una resolución justa en un caso judicial. Este color ejerce una influencia positiva sobre las relaciones al promover la comprensión y el compañerismo entre gente diversa.

Meditación en color de oro para promover la fraternidad universal

Aceite para ungir: arrayán brabántico
Incienso: azafrán (Si el azafrán es demasiado caro para ti, usa pétalos de caléndula o del alazor o azafrán bastardo.)
Afirmación:

«Círculos encantados de luz centellante, que tus llamas alegres me imbuyan de sentimientos cálidos hacia los demás seres humanos. Parpadeen brillantemente como recuerdo que cada hombre y cada mujer es una estrella unida en el tapiz del vasto firmamento del Cielo.»

El color verde
Palabra clave: Equilibrio
Vibración planetaria: Venus

El verde es el color dominante de la naturaleza y al mismo tiempo ocupa una posición de equilibrio entre los extremos rojo y azul del espectro de colores. Se considera el color esencial de la prosperidad, la buena suerte, la abundancia, el éxito y el rejuvenecimiento. Tal vez es por esto que el gobierno de los Estados Unidos lo eligió para el color del dinero.

En los tiempos paganos, las velas verdes se quemaban para asegurar una cosecha abundante. Como un color que representa la ecuanimidad, la paz y armonía, puedes emplear velas verdes en los rituales de curación. Uno de mis hechizos favoritos para la curación consiste en visualizar y dirigir un rayo puro de luz verde hacia el paciente como parte de un ritual de la Magia Ceremonial llamado el Ritual del Pilar Medio (el cual se elabora en otro tomo de esta serie, *Fuego angelical*).

Las cualidades negativas del verde incluyen los celos, la enfermedad, la sospecha, la discordia, la avaricia y la ira.

Los matices brillantes del verde son ideales para los rituales de Venus. Practica hechizos que incluyan la influencia del planeta Venus para atraer el amor, avivar las ocasiones sociales, hacer más profundas las relaciones personales, inspirar la generosidad, promover la fertilidad y rejuvenecer la mente y el cuerpo.

El verde oscuro es una mezcla con el color café, el gris o el negro y es el color de la ambición, la codicia y los celos. Tal vez te preguntas por qué alguien querría emplear tal color en un hechizo. La respuesta sencilla es para contrarrestar estas emociones.

Meditación en verde para crear un hogar feliz

Aceite para ungir: vainilla
Incienso: ambarcillo
Afirmación:
«Llama feliz que acaricia esta vela verde, rodea mi hogar y familia con tiernas vibraciones amorosas. Invita a volver el espíritu del equilibrio a esta casa para que todos podamos vivir juntos con armonía, paz y perfecta confianza y amor perfecto.»

El color azul
Palabra clave: Percepción
Vibraciones planetarias (según el matiz):
Venus, Júpiter, Urano, Saturno

Algunos creen que este color primario, que se encuentra en el extremo azul y violeta del espectro, encarna la energía sutil del origen de la vida. El azul seguramente simboliza la buena salud, la armonía, la inspiración, la devoción y la serenidad. También emite una fuerte energía protectora que visualizan los Magos cuando hacen el Ritual del Pentagrama.[2] La expresión «Príncipe Azul» indica el honor y la nobleza que se asocian con este color.

Los matices claros del azul son tranquilizadores y femeninos y enfocan la concentración durante la meditación además de aumentar la conciencia espiritual, la dirección, la paciencia y la comprensión. El azul claro confiere felicidad y bendiciones. Este matiz te anima a descubrir tu luz interior y comprender la naturaleza de la inmortalidad. El azul representa el aumento de la percepción en todos los niveles de la existencia.

El azul eléctrico vibra en la misma frecuencia que el planeta Urano y saca las cualidades inspiradoras de la percepción. Este matiz hace una síntesis armoniosa de ideas dispares.

Si eliges una vela de azul marino, la inspiración se transforma en alegría y un sentimiento de expansibilidad, la marca del planeta Júpiter. Comprende que a menos que estés preparado, esta energía expansiva puede tornarse difícil de manejar y abrumadora y traer más poder a la operación de lo que sabes controlar.

---

2. Véase *Fuego angelical*, (Llewellyn Español, 2000).

El matiz más oscuro es el índigo y algunos Magos prefieren no usar este color en la Magia de Velas porque hallan su vibración tan suave que conduce a la depresión y al estancamiento. Estos practicantes piensan que el índigo representa el cambio en el sentido negativo de inconstancia y un humor cambiadizo.

Yo, sin embargo, he quemado velas de color índigo con resultados positivos al concentrar en la cualidad de la inercia para evitar que ocurran cosas desagradables. Además, puesto que el índigo tiene el color de la medianoche y el espacio lejano, hace un color fascinante en que concentrar cuando quiero hundirme en un estado meditabundo e interrumpir todas las influencias del mundo externo.

Meditación en índigo para conocerse a sí mismo

Aceite para ungir: narciso
Incienso: el díctamo de Creta
Afirmación:
«Cuando contemplo esta llama azul sin fondo, el color de la medianoche más oscura, que se alumbre claramente mi camino hasta el fondo de mi ser. Ayúdame a comprenderme a mí mismo para que pueda reaparecer refrescado con nuevos conocimientos de mi poder y mi propósito en esta vida.»

El color morado
Palabra clave: El poder espiritual
Vibraciones planetarias: Neptuno, Júpiter, Mercurio

El morado es un color fascinante, lleno de aparentes contradicciones que combinan elementos de los dos extremos —azul y rojo— del espectro. De un lado es el color del idealismo, un matiz espiritual que ayuda a la Bruja o al Mago a asomar más allá del velo que separa este mundo y el otro para comprender los misterios del cosmos. Es por esto que las velas moradas se queman en rituales para aumentar la habilidad psíquica y comunicarse con los espíritus. Del otro lado es un color tan rico y con tanta experiencia de vida, opulento y hasta erótico, que por los siglos se ha asociado con la realeza, el poder y la ambición.

Recomiendo que uses este color poderoso en dosis pequeñas para que la dignidad no se convierta en orgullo, ni el honor en avidez de honores.

Enciende velas moradas para interrumpir periodos de mala suerte, reforzar la voluntad, superar obstáculos, realizar los proyectos a largo plazo, comunicarte con los espíritus, realizar exorcismos de posesión por espíritus demoníacos, conseguir recompensas financieras merecidas e independizarse. Es un color excepcional para las curaciones psíquicas y espirituales.

Meditación en morado para la comunicación espiritual

Aceite para ungir: el ámbar gris
Incienso: el musgo de roble
Afirmación:
 «Rayo morado de luz etérea, abre el ojo de mi mente para que pueda penetrar el velo de gasa que separa este mundo del próximo. Ayúdame a comunicarme con los espíritus de los que se han ido antes y sé el mensajero del amor y la esperanza entre ellos y los amados a quienes han dejado atrás.»

El color magenta
Palabra clave: Omnipotencia
Vibración planetaria: Todos los planetas

La descripción de esta vibración visual comparte la misma raíz que «mago» y «magnetismo». Seguramente el magenta es el mejor amigo del Mago porque es el color de la omnipotencia, la atracción, y la acción rápida. De hecho, no es un color del espectro sino una oscilación de alta frecuencia entre la radiación ultravioleta y la infrarroja.

El color magenta trabaja rápido porque penetra instantáneamente todas las esferas de la existencia. Quema una vela de color magenta junto con las de otros colores para aportar energía a los rituales donde se requieren la acción inmediata y altos niveles de poder o de curación espiritual. Velas de color magenta son efectivas en los exorcismos o para acelerar hechizos que ya has terminado pero que sólo dan fruto lentamente.

No es buen color para la meditación, ni se debe emplear solo. Empléalo junto con otras velas para apresurar la acción.

El color marrón
Palabra clave: Neutralidad
Vibración planetaria: Tierra

Aunque el marrón, tal vez por su matiz neutro, a veces se relaciona con la duda y la vacilación, los matices dorados se emplean en los rituales para contrarrestar aquellas mismas tendencias en la personalidad. El color de la Tierra, las velas de color marrón invocan a los Gnomos, los espíritus elementales de la Tierra y ayudan a efectuar el aumento material. Quema las velas de marrón claro en cualquier situación donde te haga falta concentrar, como cuando estudias para un examen, cuando tratas de recordar dónde dejaste algo por error o para aplicar el sentido común a un problema. Este color también ayuda a desarrollar la intuición y la telepatía.

Meditación en marrón para encontrar un objeto que se ha perdido

Aceite para ungir: pachulí
Incienso: vetiver
Afirmación:
«Que esta firme llama del color de la Tierra me dé el poder de viajar en mi mente por el ancho y el largo de esta Tierra hasta que encuentre el objeto que se me ha escapado.»

El color negro
Palabra clave: Vacío
Vibración planetaria: Ninguna

El último en orden pero no en importancia, llego al controvertido «color» negro. En realidad el negro no es un color sino la ausencia del color, que recuerda el Gran Vacío y el Abismo. Muchos asocian el negro con la tristeza, el luto, el mal y la Magia Negativa (Negra). Para aquéllos, el negro siempre significará la negatividad y no lo podrán emplear.

Otros usan el color negro para repulsar la Magia oscura y para protegerlos del mal de ojo. Esto funciona porque si consideras que el negro no tiene ninguna vibración propia, sirve perfectamente como recipiente para cualquier vibración que quieras ponerle. En este sentido es el recipiente definitivo y como tal puede emplearse para representar la Gran Madre o el principio femenino. Llena el color negro con negatividad y se pondrá triste y malo. Llénalo con amor y belleza y resplandecerá.

Porque el color negro no causa ninguna vibración, es la vela perfecta para cuando buscas profundizarte en la parte recóndita de tu inconsciente. Las Brujas queman velas negras en el Samhain, entre otras razones para facilitar la comunicación espiritual. Quema velas negras para convertir las experiencias negativas en experiencias positivas. El efecto del color negro en la Magia depende de cómo lo empleas.

Meditación en color negro para sacar un milagro de una situación imposible

Aceite para ungir: madreselva
Incienso: copal negro
Afirmación:

«Como la vida se crea milagrosamente del vacío, y como el Sol, aun en su hora más débil, vuelve a alumbrar la Tierra, que yo, también, encuentre nuevos comienzos en mis finales. Sé que nada es imposible y en mi estado de receptividad pura, me vendrá la solución de este problema.»

****

Espero que no te haya «quemado» mucho esta larga discusión. Me metí tanto en la Magia de Velas que no me fijé en la hora. Vale más que me acueste para que mañana tenga la energía para ir con Brianna, después del trabajo, a Dunraven House para escoger las velas para nuestro arsenal mágico.

Capítulo 4

La imagen de cera

Precisamente a las 3:00 de la tarde, en la hora de pleno calor, pasé la sombra del reloj del Paseo Pearl Street en el centro y caminé dando traspiés las dos cuadras hasta Dunraven House. Con los ojos clavados en el suelo para evitar el sol cegador, me preguntaba que si alguien verdaderamente había tratado de freír un huevo en la acera. Si iba a ser posible, hoy sería. Aun con la altitud de Boulder de más de una milla y la humedad relativa de aproximadamente cero, la canícula de julio ha sido calidísimo. ¡No me imagino cómo aguantan el calor los que viven al nivel del mar!

Por poco me caigo por la puerta de la tienda de artículos metafísicos y respiro fuerte el aire fresco. Debido a que las temperaturas por aquí no alcanzan estos niveles durante más de dos o tres semanas al año, muchas tiendas pequeñas no tienen aire acondicionado. Pero Thora Varley, la dueña atenta de Dunraven House, había comprado un sistema de enfriamiento. El aire delicioso pasó por mi ropa caliente y refrescó, literalmente, mi frente febril.

Le saludé a Thora, que estaba parada detrás del mostrador de joyería examinando las fichas de ventas. En la vitrina había una variedad tentativa de pulseras, collares célticos y aretes. Mi tarjeta de crédito tiembla en mi cartera cada vez que paso. Mis ojos llevaron unos minutos para ajustarse a la oscuridad, puesto que Thora había cerrado las cortinas contra el sol.

—Tu amigas están allí mirando las velas —dijo, sin dejar de mirar las fichas.

—Carolina, aquí estamos —llamó Brianna del fondo de la tienda. Estaba con una mujer morena que estaba de espaldas.

Caminé vagamente hacia ellas. Conocí a Brianna, una herbolaria escocesa, cuando me matriculé en su clase corta sobre aromaterapia. No tardamos mucho en descubrir que las dos éramos iniciadas en Wicca. Empezamos a reunirnos para hacer ritos y compartir nuestros conocimientos. Nuestro proyecto actual era la conversión en un templo de una de las habitaciones de su casa de estilo victoriano. Extendimos nuestra creatividad al tratar de construir un templo de clase internacional con un presupuesto de tamaño local, pero progresábamos.

Brianna siempre parece que acaba de salir de una revista de moda, mientras que yo me veo como si hubiera luchado durante el descanso con 20 chicos de seis años. No sé cómo lo hace, sobre todo cuando a ella siempre le falta dinero. Recientemente había cortado su cabello castaño para el verano y se revelaba su largo cuello liso y del color de crema. Una oreja ostentaba una delgada cruz egipcia (o «ankh») de plata. Llevaba un vestido de verano con cuadros sutiles de color verde y amarillo con tirantes «tipo espagueti» junto con unos sándalos verdes de charol, probablemente productos todos de una búsqueda cuidadosa por las tiendas de artículos de segunda mano. Se veía tan refrescante como una margarita helada.

Jalé el tirante de mi blusa que tiene la tendencia desconcertante de caerse sobre mi brazo. —Siento llegar tarde —me disculpé. Al oír mi voz la compañera de Brianna volteó—. ¡Hortensia! —exclamé—. ¿Qué haces tú aquí?

Sonrió, mostrando el espacio entre los incisivos. —*Tudo bem?* —me saludó en portugués.

La brasileña parecía estar en buenas condiciones y llevaba un traje de correr negro con rayas turquesas tanto en los pantalones cortos como en la camisa. Sus pantalones le quedaban como la piel de una foca.

—Pasé para ver si Thora trabaja algún equipo de hechizo apropiado para remediar la situación de Beatriz, —dijo.

—¿Cómo está ella?

Hortensia suspiró. —Está menos preocupada por la clase de español, pero todavía aparenta una apatía profunda. No le interesa salir ni quiere mirar los reestrenos de *Soñadoras* ni *Tres mujeres* en la tele.

—Es por eso que estamos aquí hoy: para conseguir unos artículos para un hechizo para ayudarla —dije—. No me di cuenta de que se conocían tú y Brianna.

—Nos conocimos en una fiesta para los expatriados recién llegados a Boulder —aclaró Brianna—. Aunque tengo tres años aquí sigo con ese grupo. No me dijiste que la compañera de Beatriz era una maratonista de fama mundial.

Interpuso Hortensia, —No, de verdad, nada de fama mundial, pero sí de categoría internacional. Como muchos corredores del mundo entero, vine a Boulder a entrenar a altura y porque hay muchos senderos espléndidos por las montañas.

—No le creas, Carolina —dijo riéndose Brianna—. Es modesta. No es para nada que le llaman «La Raya».

Todo se me aclaró. —¡Ajá! Eso explica cómo te mantienes tan delgada y fornida.

—Eso ayuda, sí.

—¿Cómo te metiste con el maratón en el Brasil? No sabía que les interesaban los deportes femeninos allí.

Sonrió. —Creo que existe la expresión «Querer es poder». Mi padre es militar y me crié en una base militar donde los deportes formaban parte de la rutina diaria. Además, cada vez más atletas brasileñas se están destacando hoy día, particularmente las triatletas.

—¿Cómo recibiste el apodo «La Raya»?

Ahora su sonrisa amplia se convirtió en risa. —Con cinco hermanos y yo la única chica, créeme, ¡tuve que moverme rápido para sobrevivir en mi casa!

—Comprendo lo que dices. —Recordé como peleábamos mis hermanos y yo cuando éramos jóvenes. Nadie podría haber adivinado que yo llegaría a ganar un doctorado de una universidad de prestigio y a hacerme una practicante de Wicca.

—Veo que todas nos hemos dirigido hacia las velas, esperando encontrar alguna inspiración para el hechizo.

—Señalé la pared atrás de nosotras que ostentaba anaqueles desde el techo hasta el piso llenos de velas de todos los colores y tipos imaginables.

Retrocedimos unos pasos para observar la exposición.

—Como una tienda de dulces, ¿no? —maravilló Brianna.

Dijo Hortensia, —En el Brasil las *casas de santo* venden algunas velas pero esto es increíble. ¡Mmmm! —olfateó unas votivas—. Fíjate en el aroma de estas velas verdes del arrayán brabántico. En la religión de Umbanda, las usamos para los hechizos de prosperidad, poder y para conquistar obstáculos.

Velas de siete bolas

—También las usamos aquí, —dije—. También empleamos estas velas de siete bolas. —Indiqué siete bolitas de cera conectadas en una cuerda con una sola mecha

—La idea de velas de bolas originó en la Edad Media cuando los monjes las empleaban en sus meditaciones diarias. Fabricaban candeleros especiales como aquellas que ves allí. —Señalé unos candeleros negros de metal—, para que pudieran sacar una bola pasando la mecha por la base de la plataforma superior. La plataforma mantenía firme la bola y evitó que la cera goteara en las otras bolas guardadas abajo. Cuando se acababa una bola, la mecha se apagaba en la parte de metal del candelero, señalando el fin de la sesión de meditación. Un conjunto de bolas duraba una semana entera.

—Hoy día las llamamos «las velas de los deseos» y las usamos para hechizos que requieren siete días de concentración.

—O podemos hacer siete deseos, uno con cada bola. —ofreció Brianna—. El color que escogemos depende de las características del deseo. Quema la verde, por ejemplo, para recobrar dinero que alguien te debe.

—El rojo es para el amor, buena salud y para cumplir un deseo secreto, —añadí—. El blanco promueve la limpieza espiritual la inspiración y el negro ahuyenta la negatividad y disminuye cualquier influencia de la vida de una persona, como el comer demasiado, por ejemplo. Pero me supongo que no será tu problema, Hortensia. —Eché una mirada a su cintura delgada a la victoriana.

Velas de cera de abejas

—Personalmente, adoro estas velas de cera de abejas, —dijo ella—, aunque cuestan mucho. En Umbanda dicen que sólo debemos emplear este tipo de vela porque no se hace con grasas animales.

—A mi me gustan también, —respondí—, sobre todo porque no gotean. Desafortunadamente son difíciles de encontrar en otros colores que el blanco o el natural. Por suerte en este país la mayoría de las velas ya no se hacen con grasas animales.

—El simbolismo asociado con la abeja es interesante, —dijo Brianna—. Por la tradición, se cree que la abeja se originó en el Paraíso. El pequeño trabajador zumba por el jardín y el prado, chupando el mejor néctar de las flores para depositarlo en su panal. Quemamos la cera de abejas como la ofrenda suprema a las fuerzas superiores del Universo.

—O si prefieres, a nuestros propios Genios Superiores, —aclaré.

—Estoy un poco confusa sobre la diferencia entre las velas del altar y las que son para hechizos, —admitió Hortensia—. Aunque empleamos velas en algunos ritos, obviamente no hemos refinado el arte de la Magia de Velas tanto como ustedes de Wicca.

Carraspeé y asumí un falso tono académico. —Deja que Brianna y yo nos aprovechemos de nuestras habilidades combinadas como maestras para instruirte sobre este asunto.

—Lo cual me recuerda, —miré por la tienda—. He pasado medio día hablándoles sentenciosamente a los estudiantes, y francamente, los pies me duelen algo terrible. ¿Por qué no juntamos unas sillas para sentarnos mientras hablamos?

Caminamos juntas hacia las sillas que Thora ha colocado graciosamente por la tienda para que los clientes puedan sentarse mientras hojean los libros. Las llevamos al área de las velas y nos sentamos cómodamente. Miré hacia Brianna.

—¿Quieres empezar?

—No. Mejor sigue tú, ya has empezado, — cedió—. Haré mis comentarios cuando vengan al caso.

Volví la cara hacia Hortensia. Su cara manifestaba inteligencia, se veía despierta e inquisitiva. ¡Ojalá que estuvieran tan dispuestos a aprender mis estudiantes de español!

Categorías de velas

—Esto es lo que pasa, —le dije—. La mayoría de los hechizos involucran tres tipos principales de velas. El primer tipo consiste en velas del altar, las cuales colocas en los dos lados y hacia el fondo del altar. Casi siempre son blancas y mayores y más imponentes que las otras velas porque vinculan a ti y todo lo que haces en el rito con la Divinidad.

Los cirios largos o los pilares gruesos son ideales para velas del altar, aunque a algunos practicantes de la Magia Cristiana les gusta usar velas en forma de una cruz, sólo con una base más ancha. Las velas blancas cruciformes son hermosas y generalmente se moldean con rosas de cera entrelazadas. El problema con estas velas es que es difícil encontrar candeleros que eviten que la cera caiga en la tela.

Todas las velas se deben untar con un aceite aromático porque esto ayuda a atraer la vibración apropiada para el rito. Aunque puedes untar las velas del altar con muchos aceites variados, según el hechizo, me han gustado más el Aceite del Altar Mayor y el Aceite Sagrado Druídico[1] o el aceite de rosa, sencilla pero elocuente.

---

1. Para hacer Aceite del Altar Mayor, usa un frasquito de un dracma y mezcla 1 parte mirra, ½ parte olíbano, ½ parte sándalo, 1 parte flores de loto y 3 gotas de aceite de canela.

Velas personales y pilares

—Las velas pilares son tan bonitas. ¿Se pueden usar para otros ritos? —quiso saber Hortensia.

—¡Claro! —respondió Brianna—. Porque son de muchos colores y fáciles de grabar con iniciales o con símbolos mágicos, se pueden usar para representar los signos del zodiaco de alguien, o las puedes quemar como ofrenda.

Consideraba, —Un problema con estas velas pilares o «colosales» como se llaman a veces, es que si las dejas quemando durante mucho tiempo, forman un pozo de cera alrededor de la mecha el cual eventualmente apaga la llama. Te puedes imaginar lo desconcertante que puede ser para la persona cuyo deseo más acariciado está vinculado con tal vela. Las velas pilares funcionan mejor si las quemas durante 15 ó 20 minutos mientras meditas sobre el propósito o el problema para resolver, apagándolas después. Duran aproximadamente 24 horas.

Hortensia se mostró confusa. —¿Qué quieres decir cuando dices que se pueden usar las velas pilares para representar a una persona?

Velas astrales

Asentí con la cabeza. —¡Buena pregunta! Esto me trae al segundo tipo de velas para los hechizos. Las velas «astrales», «zodiacales» o «personales» representan a la gente que será afectada por el hechizo. Escoges un color para representar a la persona de uno de los colores relacionados con el signo del zodiaco de esta persona. Como sugiere Brianna, las velas pilares funcionan, pero también puedes emplear velas largas o votivas. Existen en colores aun más variados.

—Sí que sé lo que son las votivas. Los parroquianos de la Iglesia católica las encienden, generalmente para pedir la intercesión de un santo. En Umbanda el *pai-de-santo* o *mãe-de-santo* —creo que en español ustedes dicen «sacerdote» o «sacerdotisa»— enciende una vela votiva blanca y la coloca en el piso junto a una rosa y un vaso de agua. El propósito es purificar la energía en el cuarto y atraer el poder espiritual antes de comenzar un ritual para ponerse en contacto con los espíritus del Otro Mundo.

Velas de ofrenda

—Lo que describes, —dije—, es el tercer tipo de velas para los hechizos. Se llama una vela de «ofrenda» o «petición» y representa el propósito del rito. En caso de necesidad, sólo te hacen falta estas velas del «propósito» porque resumen todo lo que quieres lograr. Esta vela inicia el hechizo.

—No olvides, —agregó Brianna—, que aunque puedes encender de nuevo las velas del altar y en algunas circunstancias, las velas astrales, la vela de petición tiene que consumirse por completo. Esto es porque representa una sola intención, deseo o pensamiento integral. Si tienes una vela rosada medio consumida que has usado en un hechizo para atraer al chico que se sienta a tu lado en la clase de antropología, no la vuelvas a quemar para una fiesta. ¡Tus invitados podrían enamorarse y acabar cambiando de pareja!

Cirios largos

Hortensia se puso de pie y fue a los anaqueles. Cogió una vela y la examinó. —Cuando se usan las velas en la magia, ¿es importante su largura?

—Depende de tus preferencias. —Me acerqué a la exposición—. Como puedes ver, estos cirios aquí son cortos, unas seis a siete pulgadas. Cirios más largos de ocho pulgadas no son prácticos porque tardan demasiado en acabarse.

—Hablando de eso, verifica que los cirios que compras sean derechos como estos, en vez del tipo en espiral porque puedes grabar las iniciales de la persona, una frase o símbolos mágicos en la cera. Thora trabaja los cirios de alta calidad que no gotean. Son muy prácticos. Cuando quemas estos, no tendrás después que cortar la cera escurrida de tu tela del altar ni de tu ropa.

Velas votivas

Brianna se puso de pie también y corrió los dedos por los anaqueles, examinando las velas. Hortensia preguntó, —¿Por qué querría alguien quemar una vela votiva en vez de un cirio o una vela pilar? ¿No son difíciles de untar y grabar?

—Un poco más difíciles, pero no imposibles. Las votivas son menos peligrosas porque queman dentro de un vaso. Sin embargo, si estás haciendo un hechizo que requiera que quemes un segmento específico todos los días, las votivas no sirven. Tendrías que usar una vela que puedas marcar en secciones. Otro punto es que la mayoría de las velas votivas ya tienen aroma. Si sabes qué aroma necesitas, tal como el olíbano para la prosperidad, el romero para la purificación y la protección, la vainilla para un hogar feliz, la canela para el estímulo sexual, puedes incorporar esto en tu hechizo. Si no, recomiendo que compres las velas no aromáticas y que las untes con los aceites apropiados.

—¿Cómo hago para untar una vela?

—Es todo un tema de por sí. Mejor lo dejemos para otro día. A ver si no he olvidado nada. —Pasé los ojos por los anaqueles.

Velas reversibles y las de acción doble y triple

—Aún no mencionaste las velas reversibles ni las de acción doble y triple, —notó Brianna.

—Habla tú.

—Muy bien. —aclaró la garganta y miró hacia Hortensia—. Son variaciones de las velas pilares. —Anduvo a los anaqueles y levantó dos velas para sostenerlas en las manos—. Estas son las de acción doble. Aunque me supongo que podrían combinar cualesquiera colores, generalmente son rojas, blancas o verdes con la mitad de abajo teñida de negro. La teoría es que mientras quema la mitad superior, sus colores gotean sobre la mitad negra y con eso neutraliza los efectos negativos en el reino del amor y la salud (rojo), espiritualidad y eliminación de hechizos (blanco) o el dinero y la prosperidad (verde).

—Las velas de acción triple combinan tres colores de una manera semejante, sólo que no hay negro para neutralizar. Las velas de tres colores se queman solamente para atraer una influencia. El rojo, el blanco y el azul, además de ser patrióticos aquí en los Estados Unidos, atraen el amor, la paz y la espiritualidad. El rojo, el verde y el blanco actualizan las situaciones que tienen que ver con la prosperidad y la suerte.

Le mostré a Hortensia una vela que era mitad blanca y mitad negra. —Puedes encontrar una vela de dos colores, como ésta, con una mecha en los dos extremos. —le dije—. Esta se llama una vela reversible y quemas la mitad negra primero para ahuyentar la negatividad y el mal. Luego la volteas y quemas la mitad blanca para invitar a entrar la paz, la tranquilidad, la verdad y la espiritualidad.

—O, —dijo Brianna—, puedes encender una vela reversible de blanco y rojo para purificar el espíritu y el ambiente, luego atraer mejor salud, la vitalidad, el amor, la amistad y la pasión. La segunda mitad de una vela blanca y verde atraerá el dinero, la suerte y la prosperidad general.

—¡Son hermosas! —dijo Hortensia y sus ojos negros brillaron mientras miraba la exposición centelleante—. Todos los cirios de variados colores, anidados en sus cajas —es como si cada uno representara un solo deseo y que todos estuvieran esperando que alguien los sacara a darles vida para que pudieran cumplir su destino.

Brianna y yo nos miramos. —Eso es exactamente como son, —concurrí—. Estás muy lista.

Pasamos tiempo examinando la muestra, escogiendo diferentes velas que atrajeron nuestra atención, para tenerlas en la mano un momento y devolverlas a su lugar.

Velas de novedad

—¿Para qué son ésas? —Hortensia indicó una fila de velas hechas en formas variadas.

—Las llamamos velas de novedad, —expliqué—, y se usan para todo tipo de propósitos inventivos.

Interrumpió Brianna. —Bien puede ser, pero algunos practicantes creen que sólo son una distracción. Sus formas pueden molestar la concentración, y como mencionaste en el caso de las cruciformes, a veces es difícil encontrar candeleros apropiados. Muchos practicantes dirían que el color de la vela es más importante que la forma.

Velas de figuras

—Es verdad, —respondí—, pero otros creen que las velas con formas hacen una impresión gráfica en el subconsciente. Mira estas velas de figuras, por ejemplo, fabricadas en la imagen de mujeres y hombres desnudos.

Hechizo para atraer a una mujer

—Digamos que cierto hombre del signo Leo quiere atraer el amor de cierta mujer Libra. Escoge una figura masculina amarilla o anaranjada para representarse a sí mismo, porque éstos son sus colores astrales y una figura verde para simbolizar a la mujer porque es del signo Libra. Luego graba las iniciales en la espalda o el pecho de las velas y las unta con los aceites necesarios.

Asumamos que nuestro Mago de Leo piensa hacer este hechizo durante siete días, así que empieza el rito una semana antes de la Luna llena. Coloca las figuras uno frente al otro, a una distancia de treinta y cinco centímetros, las enciende, y se visualiza a sí mismo y a su mujer elegida sintiendo una atracción el uno hacia el otro. Mueve cada vela unos dos y medio centímetros más cerca de la otra, es decir, cinco centímetros en total. Después de meditar unos quince minutos sobre la unión de Leo y Libra, apaga las dos velas.

Repite la meditación cada noche a la misma hora, moviendo las velas el uno hacia el otro un total de cinco centímetros cada vez. En la víspera de la Luna llena, los candeleros se tocan. Aquella noche, permite que las velas se consuman por completo. La cera del uno se mezcla idealmente con la del otro igual que se espera que sus corazones, cuerpos y mentes se mezclen.

¡Ah, cómo me gusta trabajar con las velas de figuras! Recuerdo cuando jugaba con las muñecas. Sólo te he revelado un modo obvio de trabajar con las figuras, juntándolas. También puedes separarlas, colocando de espaldas el uno al otro. O hacer que se acuesten y luego ponerlas de pie para hacer un hechizo de buena salud u orientar los pies hacia otra vela o al contrario, según la intención.

Hechizo de la vela de gato

—¿Puedes hacer lo mismo con estos gatos? —preguntó Hortensia.

—Sí. Muchas velas de novedad, como los gatos, llevan significados específicos y tradicionales, particularmente en el Vudú. Para estos practicantes, un gato negro es un símbolo de buena suerte.

Para atraer la buena suerte en el juego, unta un gato negro con un aceite de buena suerte, como ciclamen o almendra, y quémala durante siete minutos al atardecer una noche y once minutos la siguiente noche, alternando el número de minutos cada noche hasta que tengas la suerte deseada. Quema gatos rojos para el amor y verdes para dinero.

Todas esta velas funcionan de una manera semejante. Sólo tienes que comprender el simbolismo. Las velas de momias atraen el poder y el éxito y estas figuras de Brujas rojas sirven para el amor profundo y duradero.

Hechizo de la bruja roja para encontrar a tu amigo del alma

—Para ayudarte a encontrar a tu amigo del alma, haz este hechizo. Agrégale una taza de arroz blanco y una cucharada de canela molida a un cuarto de leche y hierve la mezcla hasta que se evapore la leche y esté cocido el arroz. Vigila la olla mientras hierve, siempre pensando en las cualidades que buscas en el compañero ideal.

Guarda el arroz cocido en el refrigerador. Al atardecer, sácalo y coloca unas cucharadas de arroz en dos platos. Echa azúcar al gusto. Ve a tu altar y enciende la vela roja de la Bruja. Pon un plato de arroz con una cuchara frente a la Bruja y guarda el otro plato para comer tú. Reza a la

Bruja, diciéndole, «Bruja Roja, símbolo de la Madre Divina, que esta ofrenda de azúcar con canela que compartimos me traiga un compañero con quien puedo compartir el resto de mi vida con el amor perfecto, tanto sensual como espiritual.»

Quema la vela durante quince minutos mientras comes tu porción del arroz. Apaga la vela y entierra el arroz en la Madre Tierra, es decir, en el suelo.

Repite el hechizo hasta que se acabe el arroz. Si está dentro del Plan Divino, encontrarás a tu amante.

Los diablos

Hortensia se puso de puntillas y cogió de un puesto alto una figura que se parecía a un diablo. —No usamos velas con tal forma, —indicó—, pero en *Macumba,* otra religión popular brasileña, estas imágenes representan una entidad celestial muy poderosa que tiene el nombre de *Exu*. Su complemento femenino, la *Pomba-Gira,* quien se parece a una gitana con cuernos, también es muy respetada.

No meu pais, compramos estatuas de estas entidades, como compran los católicos las imágenes de santos, las colocamos en nuestros altares o en un cruce de caminos, y hacemos muchos tipos de hechizos.

—En el Vudú, del que yo no soy practicante, pero que respeto inmensamente —dije—, las velas de estilo «Satanás» se queman para purificar la negatividad de un lugar como una casa que padece de fantasmas. Se cree que las velas en forma de una arpía neutralizan los poderes de la oscuridad y literalmente traen iluminación a una situación.

Las calaveras

Interpuso Brianna, —Las velas de calaveras o cráneos sirven un propósito semejante en Wicca y Vudú. Quema una calavera blanca para purificar una sala de enfermo o una calavera roja para atraer el amor. Si eres católico, puedes rezarle a San Antonio para que convenza a tu amante a pedir tu mano en matrimonio. Ayuda si riegas la calavera con polvo de raíz de lirio de Florencia.

Mientras que algunos practicantes queman calaveras negras en hechizos de inmovilización, también las puedes usar para separarte de las influencias deletéreas o perjudiciales como el fumar o un pretendiente no deseado.

Añadí, —Además de en una tienda de ocultismo como ésta, durante la temporada de «Halloween» o del Día de los Muertos las velas en forma de calaveras se encuentran también en las tiendas que venden artículos para fiestas.

—¡Ay! ¡Hay tanto que aprender! —se maravilló Hortensia—. ¿Cómo aprendiste tanto sobre la Magia de Velas?

Me puse colorada y nos miramos Brianna y yo. —No hay tanto así que saber, —le dije—. Sólo las velas, los colores, los aceites y los inciensos.

—Es posible que no sepa mucho sobre las velas, pero sí me defiendo con los inciensos. En el Brasil, usamos eso mucho, particularmente para la purificación y protección.

—Me gusta quemar incienso con las velas, —dije—, porque ayuda a crear la atmósfera apropiada y aumenta las vibraciones de los aceites y colores. Pero sé que el humo molesta a algunos. Un modo alternativo para usar el incienso es untar la vela con un aceite sin aroma, como aceite de oliva, y luego embarrarla con el incienso en polvo antes de encenderla.

Los candeleros

Añadió Brianna, —Mirando estos trastos para las velas me recuerda que si entras en la Magia de Velas seriamente, es buena idea acumular una gran variedad de candeleros para acomodar diferentes formas y tamaños. En algunos aspectos los candeleros pequeños funcionan mejor porque algunos hechizos requieren que las velas se coloquen tan juntitas que casi se tocan. Si puedes, trata de comprar candeleros de vidrio porque su transparencia no interfiere con los colores de las velas. También es muy fácil limpiar la cera del vidrio metiendo el candelero en agua caliente, o echándola al lavaplatos.

—¿Cómo armas los hechizos, o mejor dicho, qué tipo de hechizo vamos a armar para la pobre de Beatriz? —quiso saber Hortensia.

Dije, —Viendo todas estas velas me ha dado algunas ideas sobre lo que debemos hacer. Para cualquier hechizo que haces, primero hace falta identificar el tema y resumirlo en pocas palabras. Parece que tenemos tres puntos que considerar para el problema de Beatriz: 1) aliviar su dolor emocional; 2) lograr que su fuerza espiritual se actualice y 3) animarla a que vuelva su vida a un camino normal. Tenemos que decidir cómo vamos a lograr estas metas. Podemos hablar de inciensos, aceites y untar las velas cuando hagamos los hechizos.

****

Capítulo 4

Las tres trabajamos juntas y creamos un plan. No era posible hacer el rito esa tarde. La hija de Brianna, Ginger, tenía un partido de fútbol y yo había prometido aparecer en casa de mis padres para cenar. También resultó que Hortensia trabajaba en la Recepción del Broker Inn. Su turno para la noche siguiente sería más temprano que lo normal.

Convenimos en encontrarnos en el Broker la tarde siguiente a las ocho. Estaba en el camino que tomaba Brianna después de su clase de herbolaria y podíamos encontrar a Hortensia allí. Después, pasaríamos por Beatriz en su casa para ir todas a la casa de Brianna.

Ya eran casi las seis cuando terminamos nuestra reunión. Desde que Papi insiste en la puntualidad absoluta cuando se trata de comer, compré unas velas y fui volando, o mejor dicho, me evaporé en el calor hasta la casita estilo «ranchero» en el barrio con el nombre doble de Table Mesa.

Capítulo 5

El calor nocturno

—Perdonen que haya tardado. —Pedí disculpas por segunda vez en un día al entrar volando por la puerta de la cocina de mis padres. Tarde, siempre tarde. O así parecía. ¿Llegaría tarde al mundo del amor también?

De atrás me acerqué a mi mamá, quien estaba preparando la comida en la estufa humeante, y la besé en la cabeza de pelo apenas encanecido con rizos mojados por el vapor. Me saludó sin dejar de mezclar los trocitos de tocino con los refritos.

—Hola, querida. Papi ya ha gastado una hora hablando con Héctor. Mira, prueba esto y dime lo que le hace falta. —Me ofreció la cuchara de madera.

Soplé la cuchara para refrescar los refritos, luego saboreé la textura rica y el aroma picante.

—¡Mmm! —dije, y luego—, ¡Mmm!

Mami puso cara larga. —¿Qué pasa, hijita? ¿Qué falta?

—¡Mmm! ¡Nada! ¡Están riquísimos! —Me relamí—. Tal vez un poco más de ajo, pero sólo un poquito.

Las arrugas de la cara de Mami se convirtieron en una sonrisa. —Yo sabía que le faltaba ajo pero quería que me lo confirmaras.

Eran las recetas exquisitas de Mami y la perspicacia de Papi en los negocios junto con su fama en la comunidad latina por haber ayudado a tanta gente a poner su vida en orden que había resultado en el éxito fenomenal del Restaurante Tan Picante. Me gusta pensar que contribuí en algo al desarrollo de las recetas. Siempre me ha encantado la cocina bien preparada y bien sazonada, y desde edad temprana, ocupaba el puesto en la familia de Probador Oficial de Platos. ¡No sorprende que tengo unos kilos de sobra!

—¿Cómo puedo ayudar? —pregunté.

—¿Por qué no cortas los aguacates para la ensalada «bandera», trozos no muy pequeños, pero tampoco como rebanadas, —me instruyó con su afán de detalles.

—El placer es mío. —Alcancé un cuchillo, saqué los aguacates del fregadero y comencé a pelarlos en el tajo. Eché una mirada a Mami mientras cocinaba. Llevaba uno de sus vestidos perennes de estampado floral, desteñidos y flojos, y unos zapatos prácticos. Fachas que no llevaría ni muerta fuera de la casa, pero que le convenían en casa. Insistía en llevar un delantal aun para hacer las tareas culinarias y caseras más triviales.

—Bien, Mami, ¿cómo estás?

—Bien, bien. —seguía trasladando los frijoles a un cuenco grande para servir.

—Te ves un poco cansada.

—Yo, ¿cansada? ¡Nada! —Alzó los hombros—. Bien, tal vez un poco. La vida por aquí ha sido muy caótica últimamente. Tu padre está metido en su proyecto de abrir Tan Picante II y Héctor está llamando continuamente, y, claro, ahí tienes a Angela.

—¿Qué pasa con mi hermanita?

—¡Nada! —se oyó una voz del corredor, y Angela dobló la esquina—. ¡Sólo que me van a suspender en matemáticas. —Mi hermanita entró con los hombros caídos y sacó unos utensilios de un cajón para poner la mesa. Esta tarde había envuelto su cuerpo minúsculo en unos largos pantalones de cuero negro. Estaría muriendo de calor. ¡Gracias a Dios que la moda actual permitía un corpiño. El suyo era rojo, decorado con un puño alzado y un eslogan que decía «¡Chicano Power!»

Mami puso los frijoles en la mesa de la cocina. —¿Qué quieres decir con «Nada»? ¿Cómo vas a matricularte en la universidad si no apruebas en matemáticas, eh? —Comenzó a rallar furiosamente el queso sobre los frijoles.

Angela sacó el mentón en su manera desafiada típica. —Tal vez no quiera ir a la universidad. Tal vez quiero hacer algo diferente con mi vida. De todos modos, tengo un maestro particular. —Desapareció en el comedor con los utensilios.

—Eso no es todo lo que pasa, hija, —me susurró Mami en el oído—. Ojalá que tú estuvieras viviendo en casa, tal vez no habría pasado.

—¿Qué pasó?

Antes de que pudiera contestar, Papi entró de golpe en la cocina.

—Está bien, —anunció—. He terminado con el teléfono. ¡Vamos a comer!

Pasamos todos al comedor llevando el resto de la comida a la mesa. Caldo aromático de pollo con arroz, chícharos y zanahorias, ricos tamales, chiles rellenos exquisitamente sazonados, abundantes frijoles refritos, ensalada «Bandera» con sus distintos colores y el cúmulo de todo: las delgadas tortillas caseras de Mami. Nadie le gana a Mami en cuanto a comida mexicana casera. Cuando yo era chica me acuerdo de haber devorado sus tortillas con todo. Mi favorito personal eran las tortillas con crema de cacahuate y mermelada. ¡Mmm!

Todos nos sentamos. Yo tenía enfrente la pared cubierta de fotos familiares que nombramos el «registro de delincuentes». Papi bendijo la mesa y luego atacamos los platos de comida.

Vi que mi padre comía un tamal con mucho apetito. Siempre tenía en mi mente la impresión de Papi como era en las fotos tomadas cuando era más joven, con brazos y piernas fornidos y una abundante melena de pelo ondulado tan negro que se veía azul. Todavía era alto, y aunque su «centro de gravedad» se había deslizado hacia abajo, superaba en fuerza a un hombre mucho más joven. El pelo había retrocedido por completo de la coronilla, dejando una calva que, cuando se agachaba como hacía ahora, se parecía a un huevo fértil de color beige anidado en el heno. Sus cejas, aún densas y grandes, se juntaban como trozos de «Velcro» cuandoquiera que estuviera preocupado o enojado.

Se pegaban ahora cuando levantó la cabeza. —No acabo de comprender al muchacho, —dirigió su comentario a todas nosotras—. El y Arturo son tan diferentes como mangos y bananas. No se parecen en nada. Dicen «De tal palo, tal astilla.» No comprendo cómo puede ser.

—Tal vez Arturo tuvo suerte con ese trabajo en el ejército, —ofreció Mami.

—Es algo más que suerte, —respondió—. Arturo está casado con cuatro hijos, y aunque gana un sueldo decente, sé que tiene que luchar para vivir dentro de sus ingresos. Tú y yo sabemos lo que significa criar a cuatro hijos con un sueldo mínimo. Arturo hace lo que tiene que hacer. Nunca se queja, nunca pide dinero. Pero Héctor, ahora que tiene una hija…

Mami se puso pálida. —¿Qué ha pasado con Sarita? ¿Por qué no me lo dijiste?

—Ella está bien, Magas. Sólo que le hacen falta unas medicinas para una infección persistente que vino después de la calentura. Y, como siempre, Héctor no tiene el dinero para la medicina, que son muy caras.

Alcancé otra tortilla y pregunté, —¿No la paga el seguro?

—¿Preguntas en serio? ¿Qué seguro? Nunca lo compró, aun cuando se casó con Juana. Ese chico no es capaz de planear para el futuro, ni para mañana.

—¿No le da seguro la agencia de automóviles donde trabaja?

Papi se comió otro pedazo de tamal. —Valdez no provee seguro para los que no trabajan en plan de tiempo completo. Ese es otro punto. Héctor ya tiene un año trabajando allí y no le han ofrecido un trabajo de tiempo completo. Hay gato encerrado.

Mastiqué mi tortilla y consideré. —Tal vez Héctor no esté haciendo todo lo que puede, pero es difícil ganarse la vida hoy en día, sobre todo en una ciudad como Boulder. No estoy casada ni tengo hijos y tengo que luchar. —Me di cuenta al salir las palabras de mi boca que mejor hubiera sido callarme sobre ese tema. Un lío me esperaba ahora.

Mami atacó primero. —¿Por qué no vienes a vivir con nosotros?

—Sí, —dijo Papi—. Podrías estar aquí para Angela cuando tu madre y yo no estamos en casa.

Hasta ahora mi hermana había fijado su mirada en su plato, jugando con la comida como si fuera una sustancia desconocida. Ahora alzó los ojos con el mal humor de un gato que tiene que quedarse en la casa en un día de sol. —¡Ya no me hace falta una niñera!

Mami guardó su cuchillo y tenedor. —¿Y si ese hombre terrible vuelve y tú estás sola en la casa? ¿Y si algo ocurre?

—¿Qué pasó? —pregunté.

—Tu hermana estaba sola en la casa aquella noche que fuimos al bautizo de la niña de Manuela.

—¿Manuela?

Papi interrumpió. —El bautizo de la tercera hija, Josefina, de tu prima segunda, Manuela. No sé qué te ha pasado. Con tus modos pomposos de universitaria, parece que ya no te importan los asuntos familiares.

—Sí que me importa la familia, —protesté—. ¿Puede alguien decirme lo que le pasó a Angela?

Mami me complació. —Hubo un mirón y... este...

Habló Angela. —Sí. Era exhibicionista, ¿está bien?

—¡Dios mío! ¿Qué hiciste?

—Bajé la persiana y él se escabulló a la oscuridad. —Se encogió de hombros.

—¡Qué horror!

—Si las dos hubieran estado aquí, —dijo Papi—, tal vez lo hubieran espantado.

Yo lo dudaba.

Mami siguió, —hijita, tú nos preocupas también. Viviendo solita allí en «Uni Hill» con todos los violadores y traficantes de drogas que andan rodando el campus.

—No están en mi edificio, —dije—. Es un buen edificio.

Vi que Mami estaba cogiendo vuelo.

—Ahorrarías dinero si vivieras aquí, —razonó.

—El dinero no es un problema, de veras.

—Tendrías comida casera todos los días. Mira que estás hecha un esqueleto comiendo sólo esas cochinadas de la cafetería.

—¡Ojalá que fuera un esqueleto, Mami. De todos modos como aquí dos veces a la semana.

—Servirías como ejemplo para Angela.

—No veo cómo.

—La ayudarías a aprobar en matemáticas.

—Pero tampoco salí bien en matemáticas.

—Pues, ¿no eres profesora? —interpuso Papi—. ¿No te enseñaron nada en esa escuela brillante en el Este?

Sabía que no ayudaría recordarle que yo enseñaba español y no matemáticas, así que dije, —¿No tiene una maestra particular?

Papi no se convenció. —No le haría falta si tú estuvieras aquí para ayudarle.

Angela tiró su tenedor a la mesa y empujó hacia atrás su silla. —Hablando de maestros, si no me voy, llegaré tarde para mi lección. Con permiso.

—Vete, querida, —dijo Mami.

—Vuelve antes de las 9:00, —Papi le dijo, hablándole a su espalda que se escapaba por la puerta del lado—. No quiero que estés fuera cuando anochezca.

—Claro, —dijo sin convicción al desaparecer por la escalera.

Aprovechando la interrupción, hice mi oferta, —Mami, ¿por qué no descansas tejiendo algo para Josefina mientras yo lavo los trastes. ¿No hay un partido de béisbol en la tele esta noche?

Papi se levantó y anduvo hasta la sala, recogiendo de paso el periódico de una mesilla. —Sí, creo que los Rockies y los Dodgers juegan esta noche.

—Gracias, hija, —dijo Mami. Se levantó, me besó y siguió a Papi—. Eres una perla.

Alcé los ojos al cielo. ¡Me salvó un partido de béisbol! Quité los platos de la mesa y fui a la cocina a lavarlos.

Estaba lavando todo, parada cerca del fregadero (Mami insiste en que un lavaplatos automático no los limpia bien), mirando por la ventana al patio de atrás mientras las sombras cubrían cada vez más territorio. Me imaginé las flores suspirando de alivio al ser liberadas de los rayos abrasadores. Las petunias y el flox llenaron el aire del atardecer de su fragancia de agradecimiento. Las caléndulas y el aciano descansaron y dormitaban, y la prímula y mejorana enderezaron sus hojas caídas como si quisieran oír la llamada del primer grillo. Quedaba la luz sólo en el huerto que plantaba Papi todos los años en la sección apartada de su propiedad. Los tomates amarillos, anaranjados y rojos brillaban como en un proyector.

Metí las manos al agua jabonosa. Todo este tiempo yo había buscado una manera de ayudar a mi estudiante, mientras hacía falta ayuda en casa de mis padres. No era que el caso de Beatriz no fuera un proyecto de valor sino que también tengo la obligación de cuidar a Angela. Mi hermanita siempre presenta un desafío pero no la abandono ni un momento. Los mirones son una amenaza seria. Angela requiere más protección de lo que piensan mis padres, sobre todo con sus amigos algo sospechosos. Recuerdo cuando era un rehén en un bar sórdido en Denver y lo descubrimos en la telenoticia de las cinco.[1]

---

1. Para la historia completa, véase *Fuego angelical,* (Llewellyn Español, 2000).

Quitaría algunos de los artículos que había comprado para Beatriz, los formularía de nuevo en un hechizo para proteger a Angela de las fuerzas del mundo que le son perjudiciales. Luego mañana compraría otros artículos para los hechizos para Beatriz.

Ya cuando había guardado el último plato en la alacena, había formulado mi plan. Recogí la bolsa que había dejado cerca de la puerta del lado y anduve de puntillas por el corredor, esforzándome para no hacer ruido. Cuando pasé cerca de la sala, donde se oía el ruido del partido de béisbol, verifiqué que mis padres, como siempre, se habían dormido frente al televisor. El punto de Mami se había caído al suelo mientras dormía, y Papi, en el sofá, resistiendo como siempre acostarse, había echado la cabeza contra la pared y roncaba ruidosamente. Todo iba bien hasta ese punto. Caminé calladamente a la recámara de Angela y entré, cerrando la puerta.

Di gracias a la Diosa que el cuarto estaba relativamente ordenada. Sólo tenía que guardar la ropa que estaba abandonada en la cama y enderezar unos libros. ¡De veras que no puedes hacer un hechizo en un cuarto sucio; es una falta de respeto a las Autoridades, además de una distracción.

Noté que Angela había seguido algunos de mis consejos y había construido una suerte de altar en su tocador, y lo había cubierto con una tela blanca. Cirios blancos, hacia atrás y a los dos lados del altar daban señas de uso. Tal vez esto quería decir que sí practicaba su Rito del Pentáculo de Proscripción. Quité las fotos de Che Guevara y el Subcomandante Marcos con su máscara de esquí para que pudiera montar el altar para el hechizo de protección.

Cerré la ventana del cuarto, aunque aumentaría mucho el calor, y abrí la puerta del closet y todos los cajones. Así podía eliminar la negatividad de todos los recovecos, como en los exorcismos.

Hechizo de protección de las fuerzas negativas exteriores

Las preparaciones

Afortunadamente había comprado unos candeleros extras para el proyecto de Beatriz, así que tenía lo suficiente para usar seis candeleros con sus velas. Un cirio representaría a Angela y la rodearía con cuatro velas de protección. Por suerte, también, Beatriz y Angela compartían el mismo signo de nacimiento, así que podía usar las velas violetas de

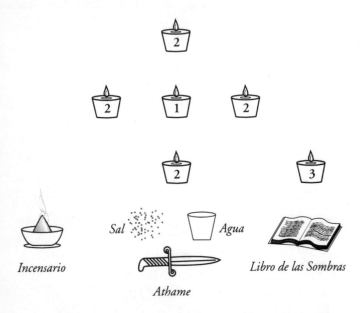

Figura 1: Ubicación de velas para un hechizo de protección de las fuerzas negativas exteriores

Beatriz para representar a Angela. Saqué de la bolsa una vela de color violeta para Piscis (1). Esta se colocaría en el centro para representar a Angela, bordeada por cuatro velas rojas, el color de Martes (2). La vela blanca (3) se quedaría fuera del círculo para usar en la eliminación del ambiente de negatividad.

Busqué el incensario de Angela, el que yo le había regalado la Navidad pasada, y lo coloqué a la izquierda hacia el frente del altar. Desenvolví un carbón «autoignición» de su papel de aluminio y lo puse en el quemador. Delante del incensario puse fósforos que Angela había escondido en un cajón con motivo de su hábito sucio de fumar, y una bolsa de plástico llena de incienso del Pentáculo. Si por alguna razón quieres hacer este ritual y no tienes disponible este incienso, puedes usar las bolitas puras de olíbano y mirra. La fórmula para el incienso del Pentáculo es la siguiente.

Incienso del pentáculo
1 cucharada de gránulos de mirra
¼ taza de base blanca de incienso
1 cucharada de gránulos de cedro
2 cucharaditas de hojas de romero
½ cucharadita de pétalos de rosas rojas
½ cucharadita de vetiver picado
½ cucharadita de aceite de mirra
1 cucharadita de aceite de rosa
5 gotas de aceite de verbena de limón
5 gotas de aceite de vetiver

Si hubiera traído mi Libro de Sombras o una copia del ritual, lo habría colocado hacia adelante, a la derecha del altar. No tenía conmigo un ritual escrito, pero tenía una idea buena de lo que debía hacer.

Justo en frente y en el centro del altar, normalmente pondría mi athame, o cuchillo ritual, pero puesto que no había planeado hacer un ritual aquella noche, usaría mi «athame interno», es decir, mis dedos índice y medio.

En ese momento, me di cuenta de que se me había olvidado la sal y el agua —muy importantes para un rito de protección. Abrí la puerta un poquito y escuché para ver si había ruido de la sala. Más que la tele, ¡nada! Volví silenciosamente a la cocina, encontré dos pequeños platos blancos. Llené uno de agua y el otro de sal. También agarré un par de paños de cocina, limpios y suaves, dos cuadros de papel de aluminio y una lata de aceite de oliva. Me escabullí a la recámara y cerré la puerta de nuevo. Luego aclaré la cabeza y medité en el propósito del rito.

Definir tu propósito

No es posible insistir demasiado en la idea de que para hacer un ritual con éxito es imprescindible tener clara en tu mente la intención del hechizo. Significa que te hace falta adquirir por adelantado cada artículo que necesitas para que funcione la Magia. También tienes que ser capaz de decir claramente en dos o tres oraciones, lo que quieres lograr y los poderes que quieres invocar, comprender exactamente lo que harás con las velas y arreglar un rezo, una petición o una afirmación.

Algunos pueden soltar fácilmente una afirmación de un momento a otro mientras que otros son más cómodos si pueden escoger palabras bellas escritas por otros, tal como las de la Biblia o las de los grandes poetas o filósofos. Si necesitas escribir tu petición, no dejes de hacerlo. Si te parece que leer de un papel o libro afecta tu concentración, entonces puedes aprender tu rezo de memoria.

Te revelaré un secreto que he aprendido al hacer un sin fin de hechizos mágicos: hace falta relajarte. No te debes esforzar demasiado, pero tampoco debes ponerte descuidado. Sobre todo, mantén positivos tus pensamientos, recordando que todo es posible. Nunca pienses «Espero que esto funcione», o «Estoy haciendo este hechizo como último recurso». Estate decidido por completo, y si lo que quieres queda dentro de lo que algunos llaman «la esfera de disponibilidad» o según otros es «el Plan Divino», ocurrirá.

En cuanto a las velas, yo estaba para hacer un hechizo de urgencia y tenía suerte en que tenía los artículos conmigo. Si no, podría haber corrido a casa para traer velas de mi surtido personal. El punto es que nunca sabes cuando te llamarán para hacer un hechizo, así que no permitas que se te acaben las velas. Cada vez que vas a la tienda donde las venden, recomiendo que compres una o dos velas extras de diferentes tipos, colores y tamaños. Busca candeleros que se adapten a una variedad de tamaños y formas. Es bueno comprarlas cuando haya una venta especial (después de las fiestas del invierno en los Estados Unidos). Guarda todo en un lugar, como una caja grande, un cajón del tocador o en un baúl. Esto te ahorra tiempo porque no tienes que ir por la casa buscando cada artículo en el momento crucial.

El incienso

Me gusta quemar incienso. A algunos practicantes que conozco no les gusta porque les hace recordar la religión organizada y han tenido malas experiencias con eso. El incienso no servirá para esta gente, ni para nadie que tenga una alergia al humo. Por otro lado, me gusta el aspecto ritual de la religión y puesto que el incienso forma una parte integrante del rito religioso, el quemarlo en mis ritos realza mi experiencia. Aunque me doy cuenta que es básicamente un gesto simbólico, prefiero pensar que mientras sube el humo, sube mi petición a los Cielos, la Divinidad o las Autoridades. El incienso también vibra en una onda armoniosa con los colores de las velas y los aceites que uso para untarlas. Reforzando las vibraciones ayuda a atraer las influencias que deseo.

Como un aparte, es buena idea forrar tu incensario con papel de aluminio con agujeros para que se queme equilibradamente en el fondo. Hace muy fáciles la limpieza y disposición de los residuos. También, de esta manera no mezclas las vibraciones de un tipo de incienso con las de otro tipo que puede tener un propósito totalmente diferente. Es una razón por la cual saqué el papel de aluminio de la cocina de Mami.

Otros detalles del altar

Una tela de altar blanca es buena elección para la mayoría de los hechizos, particularmente los de protección. Debí regarlo con Agua Bendita, pero siendo esto una emergencia y porque no la traía, lo limpié sencillamente con un paño de cocina limpio y húmedo. Si piensas incorporar otros elementos en el hechizo, como una estatua, los limpiarías primero con jabón y agua.

Muchos hechizos requieren que escribas un deseo, símbolo o nombre en un papel o un pergamino. En la Magia de Velas, untas el pergamino con aceite y lo colocas debajo del candelero durante el hechizo. O puedes quitarlo y llevarlo en tu bolsa o cartera, según tu intención. El hechizo de protección que estaba para hacer no requería pergamino.

El acto de limpiar y untar las velas

El siguiente paso que voy a revelarte, además de hacer el rito con determinación, es probablemente la parte más importante del ritual, a saber, el acto de limpiar y untar la vela. Cogí el frasco de aceite de oliva y eché unas gotas en un paño suave limpio. Froté cada vela con el aceite para quitarles cualquier suciedad o arañazo menor. Las velas muy estropeadas no deben usarse para los hechizos.

Una por una, tenía una vela en la mano hasta que se sentía calurosa, sintiendo el peso, el tamaño y la forma. Con la otra mano extendí los dedos índice y medio sobre la vela mientras recitaba.

—Por este medio exorcizo esta criatura de cera de cualquier negatividad o desequilibrio que pueda llevar, y le ordeno que esté limpia, fresca y tan pura como un alma recién nacida.

Cuando terminé esta tarea con todas las velas, grabé con la uña en la cera de la vela violeta una A y una S, para Angela da Silva, junto con el símbolo que representa Piscis —)(—. Podría usar una espina de rosa o la punta de mi Athame si los hubiera traído conmigo, pero una uña está siempre a mano e igualmente apropiada. Si usara velas de novedad con superficies irregulares, habría grabado las iniciales en el fondo de las velas. A propósito, si has proyectado tu hechizo para que quemes las velas en segmentos medidos durante un periodo de tiempo, ahora es cuando debes marcar los segmentos.

El soplo de la vida

Pronto inculcaría cada vela con una fuerza representativa, pero antes, les di a todos el «soplo de la vida». Teniendo cada vela en la mano, la soplé tres veces y declaré lo siguiente:

«Símbolo de las virtudes del Señor y la Señora, te bendigo con el soplo de la vida. Que encarnes siempre las características con las cuales te imbuyo ahora y que trabajes a mi servicio hacia mi meta proyectada.»

Cómo vestir una vela

Luego unté cada vela con aceite perfumado, un procedimiento conocido por los profesionales como «vestirlas». Como he mencionado, los aceites refuerzan las vibraciones de los colores. También, mientras vistes las velas, concéntrate en cada elemento del rito y cómo se combinarán para lograr el propósito general.

Tenía una vela en la mano, eché un poco de aceite en la palma y empecé en el punto medio de la vela. Con un pequeño movimiento de torsión, froté el aceite hasta que penetrara del punto medio hasta la mecha, luego del punto medio hasta el otro extremo.

Como en el caso de casi todos los temas del mundo, hay desacuerdo vehemente entre los Magos de velas sobre el modo correcto de vestirlas. Algunos practicantes creen que debes untar todas las velas de la manera descrita aquí. Otros afirman que para atraer una influencia debes comenzar en la mecha y mover hacia el punto medio y luego comenzar con el fondo y mover de nuevo hacia el punto medio. Para eliminar una influencia, las untan desde el punto medio como lo hice yo. Aun otros recomiendan que muevas en una sola dirección: de mecha a fondo para eliminar y del fondo a la mecha para atraer.

Algunos pocos practicantes dicen que ayuda ponerte con la cara hacia el sur (y la espalda hacia el norte) para atraer y con la cara hacia el oeste (y la espalda hacia el este) para eliminar. Todos sostienen que siguen estos procedimientos porque las velas poseen un magnetismo intrínseco, el cual quieren intensificar combinándolo con magnetismo atraído del cosmos. Desafortunadamente, no están de acuerdo en cuanto a la dirección de la fuerza magnética y la mejor manera de aumentarlo. Sugiero que hagas lo que te parezca correcto porque tus propios poderes de concentración y visualización son los que cuentan.

Aceites para untar

Usé el aceite de Piscis en la vela astral de Angela. Gracias a la Diosa que Papi y Mami siguieran durmiendo a pierna suelta en la sala porque tuve que caminar al cuarto de baño para lavarme las manos antes de untar el resto de las velas con aceite de protección. Recomiendo que siempre te laves las manos entre aplicaciones de aceites diferentes para que no se entremezclen los aceites ni se contaminen las velas. Podría haber usado un tercer aceite, como Anulador de Hechizos o Pentagrama o aun el aroma que corresponde al dios guerrero brasileño, Ogum, en la sexta vela, pero sólo llevaba conmigo el aceite de protección. Sería suficiente. Aquí siguen las recetas por si las necesitas.

Aceite de protección
10 gotas de aceite de muérdago
5 gotas de aceite de enebro
3 gotas de aceite de mandrágora
3 gotas de aceite de hisopo
2 gotas de aceite de mejorana
1 gota de aceite de albahaca

Aceite de pentagrama
20 gotas de aceite de rosa
20 gotas de aceite de mirra
10 gotas de aceite de gardenia
1 gota de aceite verbena de limón

Aceite de anulador de hechizos
15 gotas de aceite de olíbano
5 gotas de aceite de clavo
3 gotas de aceite de opopónaco
3 gotas de aceite de romero

Aceite de ogum
10 gotas de aceite de hiniesta
5 gotas de aceite de tabaco
4 gotas de aceite de musgo oscuro
2 gotas de aceite de musgo de roble
2 gotas de aceite de estoraque
3 gotas de aceite de pimienta
1 gota de aceite de gaultería

Para cargar las velas

Al terminar de untar la primera vela, la guardé en la mano mientras extendía el dedo índice y el medio de la otra mano sobre la vela (se puede usar el athame también), y recité lo siguiente: «Por este medio te ordeno que seas el representante, vivo y con aliento, de Angela da Silva en este mundo. ¡Mira este ser vivo!»

Con el mismo refrán, di a las cuatro velas rojas los nombres de los arcángeles Raphael, Michael, Gabriel y Uriel. Luego bauticé de la misma manera la vela blanca en el nombre del Señor y de la Señora del Universo en su aspecto de protectores.

El hechizo

Cuando se completaron las preparaciones, me relajé para meditar sobre el objeto del hechizo, visualizando a Angela rodeada de enormes perros guardianes feroces con los ojos iluminados. Después de meditar, encendí las velas del altar y el incienso y abrí el círculo. Primero me paré con la cara hacia el este y entoné lo siguiente.

Para abrir el círculo

«¡Grandes Guardianes del Cuadrante Este del Universo, os invoco para que protejan este Círculo de luz de la negatividad y del desequilibrio!»

Caminé al Sur y repetí la invocación, sólo que dije «Cuadrante Sur». Hice lo mismo en el Oeste y el Norte.

¡Tres, dos, uno, ignición!

Mientras seguía el ritual, encendí cada vela con un cirio del altar. Enciende sólo los cirios del altar con fósforos. Para la mayoría de los hechizos recomiendo que evites poner fósforos en el altar porque el fósforo y el azufre atraen la influencia de Martes, el planeta del combate, y no querrás introducir las fuerzas de conflicto en todos los hechizos que haces. En este caso quería atraer energía marcial, así que dejé el paquete de fósforos en el altar.

Ahora que lo pienso, usa un apagavelas para extinguir las velas. No lo hagas nunca con los dedos, ni las soples con el aliento de la vida. Siempre hay que apagarlas en el orden contrario al que las encendiste si el hechizo no requiere otro procedimiento.

No quería ir al comedor para conseguir el apagavelas de Mami porque no quería despertarlos. En vez de eso fabriqué un pequeño cono del papel de aluminio. Hasta creé un manguito pellizcando un lado antes de terminar de hacer el cono.

Había elegido un plan sencillo para las velas —Angela rodeada en el este, el norte, el oeste y el sur por las fuerzas protectoras de los arcángeles, representados por las velas rojas. La quinta vela de protección, la reservé para purificar la habitación.

Invocación al Arcángel Michael

Después de encender todas las velas, alcé la voz lo más alto posible bajo las circunstancias.

«Arcángel del Fuego, que eres 'semejante a Dios', te invoco a que vengas a este Círculo de Luz. Vestido en escarlata encendida, tu cabellera dorada flotando en el sol del mediodía, levantas tu espada de diamantes y topacio para derribar el mal. Michael, te invoco para que vengas en mi auxilio para conquistar la negatividad y el desequilibrio del ambiente de Angela para que ella pueda caminar por el Sendero de Luz con el espíritu elevado.»

Le eché otra cucharada de incienso en el carbón, pero no mucho porque es muy fuerte y no quería que mis padres se pusieran curiosos al percibir el olor. Continué la invocación.

«Dentro de este círculo purificado por las llamas, un refugio del mundo exterior, brilla la chispa divina de Angela da Silva. Michael, tú que luchas por la causa buena, tú que abrigas al débil, te suplico que acompañes a Angela, adondequiera que vaya para salvaguardarla de las fuerzas negativas del mundo exterior con tu gran escudo.»

«Que los poderes de los Arcángeles de los Cuadrantes del Universo —Michael para el Fuego, Raphael para el Aire, Gabriel para el Agua y Uriel para la Tierra— encierra a Angelita como estas velas brillantes y rechaza el peligro que emana de las cuatro direcciones.»

Le eché un poco más de incienso al quemador y dije: «¡Por los poderes de los cuatro elementos, por este medio purifico este cuarto!»

Recogí el incensario y pasé por el pequeño cuarto de mi hermana, incensando cada rincón, incluyendo la parte de adentro de los cajones y el closet. Puse atención particular en las puertas y la ventana, porque estos representan las entradas más inseguras. Incensé por el perímetro del cuarto, de este a oeste. Mientras incensaba, cantaba «Todo el mal que haya, que se vaya, que se vaya.» Hasta incensé el piso.

Volviendo al altar, dejé el incensario, cogí la vela blanca encendida y repetí el procedimiento con ella, entonando primero «Por este medio purifico este cuarto con el elemento del fuego», y repetí el canto.

Hice lo mismo con el plato de agua por el elemento y sal por la Tierra, regando un poco de las dos por todo el cuarto. Si Angela hubiera estado allí la habría colocado en el centro del círculo y la habría purificado con estos cuatro mismos elementos, es decir, si ella lo habría permitido.

Cuando terminé, recité lo siguiente, y cerré el círculo.

«Este cuarto y su ocupante están ahora seguros, en las palabras de Shakespeare 'como en acero completo', y las sombras de la oscuridad han retrocedido.»

«Gracias a los Arcángeles de los Cuadrantes del Universo. Y las gracias especiales a Michael, Arcángel del Fuego, por haber rechazado la noche profunda y sus fuerzas oscuras con su espada quemadora.»

«Arcángeles y espíritus de los elementos que se han arriesgado a entrar en este Círculo de Luz esta noche para prestar tu poder a mi hechizo, les agradezco su asistencia a mi rito. Que partan para sus reinos del otro mundo en el Amor Perfecto y la Paz Perfecta hasta que volvamos a encontrarnos. ¡Bendito sea! El rito ha terminado.»

Capítulo 6

Una conversación iluminadora

Sudando del calor que tenía como resultado de mis esfuerzos, cerré los cajones y el closet, abrí de golpe la ventana y me eché a la cama para mirar las velas mientras se consumían. Al contemplar las llamas tan brillantes que se veían azules (en sí una buena señal que significaba que el manto de protección se estaba aumentando cada vez más), un leve movimiento me llamó la atención. En un rincón sombreado pensé que vi con el rabillo del ojo un perrito del tipo que llaman «West Highland White Terrier» de felpa apoyado contra la pared. Sus ojos negros de botones y sus orejas de duende parecían seguir mis movimientos. ¡Qué mono! Yo no sabía que Angela seguía coleccionando animales de felpa. De repente sacó su lengua rosada.

—¡Guau! —dijo el perrito.

—¡Guau a ti también! —respondí. El perrito en miniatura corrió hacia mí meneando la cola tan rápido que vibraba. Plantó sus patas en mis piernas.

—Guau, guau, guau, —el «Westie» ladró en plan de conversar.

Puse los ojos en blanco. Esta vez no me iba a engañar. —Habla español, —ordené.

Sorprendido, el animalito se sentó en cuclillas y comenzó a jadear. —¡Ga-guau, ga-guau! —suplicó.

No estaba convencida. —Sé que hablas español. E inglés e italiano y probablemente varias lenguas angelicales también, doña Carolina.

—Ga-guau, —dijo mi antepasado. No trae chiste tratar de engañarte. ¿Cómo sabías que era yo?

—¿Usa el Papa una mitra? Tus ojos pícaros te descubrieron.

El perrito saltó a la cama y enterró la panza y la nariz en el manto suave. Me miró con ojos funestos. —Creo que soy un «Westie» chulo, —dijo resentida—, tan blanco y felpudo y suave.

—¿Eres un perro o un perra? —pregunté cortésmente.

—¡Siempre una señorita! —Bostezó.

—¿A qué debo el honor de tu visita?

La perrita se acostó de espalda para rascarse meneando su cuerpo entero. —Porque invocaste un protector para el cuarto de Angela. Y Perro, en la medicina indígena, representa el máximo guardián que obra al servicio de la humanidad. Se puede confiar en Perro para avisar de un peligro que amenaza y, si es necesario, pelea para proteger a la gente y al territorio. Es por eso que en algunas culturas los perros fueron honrados como guardianes del portón del templo. Aun conducían a las almas a la vida futura. ¡Ah! —dejó de menearse y se estiró de lado—. Ese festín de rascamiento sintió celestial. Y cuando digo «celestial», sé lo que estoy diciendo. ¡Guau!

Pasé por encima de su discurso sobre la felicidad perrera y le dije, —Es difícil creer que un pequeño «Westie» endeble podría hacerle mucho daño a un intruso. Recuerda lo que dicen: «Perro que cace, ése me hace; perrito casero, ¿para qué lo quiero?»

Me fijó con una mirada firme de ojos morenos. —Lo que ves puede ser el cuerpo de un «Westie», —me informó—, pero adentro late el corazón de un «Pit Bull». ¡Rrrr! —gruñó.

—¡Uh, oh! Te creo. Gracias por venir a la defensa de Angela.

—Oh, no estoy aquí para hacer eso. Los Arcángeles cuidarán de Angela mucho mejor que yo. —Descubrió los dientes en una sonrisa de perrito—. Pasé por aquí para molestarte.

—¿Ah, de veras? —Alcé las cejas. Una de las velas echó una chispa y me llamó la atención. Cuando volví a mirar hacia ella, mi antepasado había asumido su forma humana.

—Un día te veré cuando haces eso, —desafié.

Fingió no oírme y se ocupó registrando la bolsa amplia de su falda. Esta actividad produjo una pequeña petaca gastada que contenía tabaco, papel para cigarros y fósforos.

—Ese fue un hechizo formidable que acabas de hacer, —comentó—. Parece que estás aprendiendo una que otra cosa.

—Muchas gracias.

Los colores astrales

—Si no hubieras tenido una vela violeta para el signo zodiacal de Angela, podrías sustituirla con una blanca, ¿sabes?

—Sí, ya sé, —dije—. Podía usar una vela verdemar o índigo también, porque son colores asociados con Piscis. Si no estás seguro de la fecha de nacimiento, puedes usar los colores con los cuales tienen empatía y con los cuales se rodean: el color de su ropa, sus carros, las paredes de la recámara, la joyería y así por el estilo.

Con cuidado, doña Carolina dejó resbalar una cantidad de tabaco en el papel para cigarros. —Bueno, sabelotodo, ¿sabes por qué varios colores astrales se vinculan con cada signo?

Esto era fácil. Sonreí. —Porque hay varios sistemas mágicos que existen por allí, incluyendo el Celta/Druida, Vudú, Santería, Magia Ceremonial, Hindú y Nórdico, para sólo mencionar unos pocos. Algunos practicantes no quieren limitarse a un solo color por signo. Por ejemplo, Marie Laveau, la reina del Vudú de Nueva Orleáns del siglo XIX, recomendó dos.[1] Tener más de una elección para cada signo del zodiaco ayuda si la selección de colores es limitada. También ayuda a distinguir entre dos personas que comparten el mismo signo cuando necesitas representar las dos en un hechizo.

Doña Carolina lió un cigarro: llenó el papel de tabaco, lamió los bordes del papel y los juntó. Lo metió en la boca, encendió el extremo con un fósforo y dio una chupada fuerte.

—¡Ah, los placeres terrenales! —suspiró—. Los echo de menos. Puesto que ya sabes todo, —me echó una mirada maliciosa—, ¿confirmaste la fase de la Luna?

---

1. Para una lista de colores astrales, véase el Apéndice A.

Asentí con la cabeza. —¡Claro! La luna está menguando. La época justa para un rito de protección.

Fases lunares en la Magia de Velas

Mi antepasado se detuvo para soplar varios perfectos anillos de humo al aire. Cuando volvió a hablar, era con una voz de inocencia total. —¿Qué más me puedes decir sobre las fases lunares y la Magia de Velas?

No quise jugar a «20 Preguntas». Me hace sentirme como una colegiala que tiene que recitar en frente de la clase. Además juré que nunca me sometería a otro examen después de la lucha por aprobar los exámenes del doctorado. Así que no le hice caso y dije, —Preferiría que soplaras el humo por la ventana. Mami y Papi no fuman y seguro que notan el olor del humo.

—¿De veras? Tu Angelita fuma.

—Tiene mucho cuidado que mis padres no lo descubran.

Se encogió de hombros doña Carolina. —Es toda una ilusión de todos modos, pero desde que insistes… —Volvió la cara hacia la ventana y sopló, como una mini máquina a vapor, una gran nube blanca de humo por la tela metálica que cubría la ventana. De perfil, noté que tan fuertes y distinguidas eran sus rasgos de silueta en la luna menguante: pómulos altos, nariz aquilina —una noble cabeza indígena que me hacía pensar en un águila. Me volvió a la realidad. —¿Has tenido tiempo para formular una respuesta a mi pregunta sobre las fases lunares?

—No me hace falta formular una respuesta; ya la sé. La Luna de creciente a llena es la época para comenzar los hechizos para atraer influencias hacia tu vida, igual que es la fase para iniciar proyectos y para hacer planes.

Durante la luna llena debes concentrarte en la realización de tus planes y la ejecución de hechizos que involucran deseos o la infusión de tu rito con un aumento de poder. Los hechizos para el dinero y la prosperidad florecen cuando se hacen en esta época.

Por otro lado, la Luna menguante indica una época para volver los pensamientos hacia adentro. La conciencia psíquica se aumenta y es una fase excelente para hacer hechizos para el desarrollo espiritual. Alza un muro de protección, anular un hechizo, eliminar una mala costumbre o vencer una enfermedad. Elimina cualquier influencia negativa de tu vida durante este periodo.

—¿Y la Fase Oscura de la Luna?

—Los tres días antes de la Luna Nueva no se consideran tradicionalmente como propicios para hacer hechizos porque la energía lunar llega a su punto más bajo. Mi Sacerdotisa, quien me inició allá en el Este, me dijo que si tratan de hacer hechizos en esta época, pueden dar resultados inesperados, atrasados o aun contrarios a nuestras intenciones. Parece que es mejor sólo meditar durante la Fase Oscura.

—Tu Sacerdotisa dijo bien, —concordó mi antepasado—. Muchos Magos de Velas no quieren trabajar con la energía de la diosa oscura, Lilith, que reina en esta época. Sin embargo, su asociación con los pájaros, especialmente con el búho, y su unión con Adán, la cual, según la leyenda, dio a luz las criaturas elementales como las hadas y los duendes, todos nos recuerdan a los poderes psíquicos magníficos de Lillith. Sobre todo las mujeres se pueden encontrar en harmonía con esta energía y pueden hacer su Magia más potente en esta época, particularmente con hechizos que requieren una entrada de poder psíquico.

—Yo expresaría de otra manera parte de lo que me has dicho. Cuando hacía Magia aquí en la Tierra, pensaba en la Luna Creciente como la época de hacer hechizos por razones personales o por cualquier propósito que respondía bien a la inspiración creativa. Empezaba proyectos durante el primer cuarto que quería que se realizaran para el fin del segundo cuarto o la Luna llena. ¿Sabes por qué la Luna llena favorece los viajes astrales?

—Sólo que parece más fácil en esa época, —respondí—. ¿Es que la Luna de alguna manera ilumina el camino astral?

Se rió. —En un sentido, es verdad. Como Magos buscamos un equilibrio entre nosotros y el Universo. La energía de la Luna llena suelta una onda eufónica al reino astral de donde entra la conciencia colectiva de cada raza. Esto hace más fácil que el buscador individual resuene con la mente de otros.

La marea lunar menguante, como dices, es apropiada para eliminar los comportamientos, las obsesiones, la gente y las situaciones no deseadas y para inmovilizar las energías negativas. Si tú fuera, para el fin del tercer cuarto, trataría de terminar con los planes, completar proyectos y gozar de los resultados del trabajo que había iniciado en la Luna nueva. Durante el cuarto final, te recomiendo que medites sobre los resultados de tu trabajo, que limpies el desorden que te rodea, que reorganices y que proyectes lo que vas a hacer en el siguiente ciclo nuevo.

La Luna carente de ruta

Doña Carolina había estado mirando por la ventana el orbe giboso que subía lentamente por el cielo nocturno. De repente se volvió hacia mí y preguntó, —¿Miraste a ver si la Luna estaba carente de ruta?

—¿Cómo? —¿Cómo es que siempre me coge desprevenida?

—Ni sabes lo que es «Luna carente de ruta», ¿verdad? —me desafió.

Meneé la cabeza.

—¡Increíble! Para que sepas, la Luna da su vuelta a la Tierra una vez en aproximadamente 28 días.

—Ya lo sé.

—¡Cállate y déjame terminar! Mientras se desliza, pasa por las divisiones del cielo que se llaman los signos del zodiaco y pasa dos o tres días en cada signo. Cuando pasa por el último signo, y hasta que entra en el siguiente, está en una fase de transición, donde, extrañamente, no está en ningún signo. Los astrólogos llaman este fenómeno «carente de ruta».

—¿Y?

—Aún no captas el significado. Está bien, —suspiró mientras apagaba su cigarro en el antepecho—, vamos a repasarlo una vez más. Kim Rogers-Gallagher, una astróloga famosa, lo dice así:

> «La Luna es el tono emocional del día, llevando consigo los sentimientos apropiados al signo que 'lleva' en ese momento. Gobierna el instinto, ese modo de 'saber' sin realmente saber. Después de que se haya puesto en contacto con cada uno de los planetas, 'descansa' simbólicamente antes de cambiar de traje, así que sus instintos están provisionalmente suspendidos».[2]

—Lo que significa esto en la Magia es que la influencia de la Luna es incierta y puede causar que uno se sienta dudoso o que cometa errores de juicio. Es por eso que los practicantes te dirán que los rituales emprendidos en estas épocas pueden ser contraproducentes.

—¿Cuánto tiempo dura la Luna carente de ruta? —pregunté como si habláramos del sarampión.

—A veces unos minutos, a veces varias horas. Un buen calendario astrológico indicará estos periodos. Considera que la Luna carente de ruta es buena hora para reflexionar sobre tus acciones pasadas. —Me miró—. ¿Qué pasa? Parece que has visto un fantasma —otro fantasma que yo quiero decir, —se rió estrepitosamente con su propia broma.

—Me preocupa pensar que acabo de hacer un hechizo durante la Luna carente de ruta.

—No lo hiciste. Yo te habría informado. Y tu hechizo mañana tampoco ocurrirá en la fase carente de ruta. Así que ¡tranquila!

La Luna y el zodiaco

—Hablando de eso, —dijo—, debes saber que puedes aumentar aun más tus hechizos si notas el signo del zodiaco que atraviesa la Luna porque ésta adquiere características de un signo cuando pasa por el zodiaco y transmite esta energía a la Tierra.[3]

—¡Hay tanto que aprender! —suspiré—. ¡Nunca me acordaré de todo!

---

2. *Llewellyn's Astrological Calendar 2000*, (Llewellyn Worldwide: St. Paul, MN, 1999, p. 35).

—Es por eso, chica, que escribes todo en tu Libro de Sombras. Siempre podrás referirte a él cuando estás proyectando tus hechizos. Por más rituales que hagas, más fácil será hacerlos. Es igual que aprender a tocar un instrumento. Un estudiante de piano, por ejemplo, puede comenzar con Feliz Navidad y progresar hasta Albéniz. De la misma manera, aprenderás a incorporar elementos más complejos en tus rituales en el transcurso del tiempo. En el mismo tono recomiendo que tú y tus amigos comiencen con aprender los aspectos más importantes del ritual, como si la Luna es menguante o creciente o si es carente de ruta. Añade otra información cuando sepas más.

Las mareas solares en la Magia

—Dicho eso, creo que no cumpliría con mi deber de maestra si no hiciera alguna referencia a la importancia de las mareas solares en los hechizos. ¿Comprendes?

—Me supongo que te refieres a la Gran Rueda del Año, donde cada uno de los Sabbats marca ocho cambios estacionales según la proximidad relativa de la Tierra al Sol.

—Sí, —asintió con la cabeza—. Donde en la Magia lunar buscas resultados a corto plazo, aprovechas estas mareas solares para rituales a largo plazo o para alcanzar metas que han sido tercamente inalcanzables.

La gente que vive en un clima templado experimenta estos cambios más intensamente, —dijo—. El Solsticio de

---

3. Véase el Apéndice B para una lista de los tipos de rituales que puedes hacer mientras la Luna atraviesa cada signo del zodiaco.

invierno, cuando el Sol desciende a su punto más bajo, por el 21 de diciembre en el Hemisferio del Norte y el 21 de junio en el Hemisferio del Sur marca la vuelta del calor a la Tierra. Desde ese día en adelante el poder del Sol se aumenta cada vez más.

—Por lo menos hasta el Solsticio de verano, seis meses después, cuando el Sol está en su apogeo y empieza un periodo de seis meses de disminución, —sugerí.

—¡Exacto!

—Luego hay los equinoccios de primavera y otoño, los cuales ocurren aproximadamente el 21 de marzo y el 21 de septiembre respectivamente, cuando los días y las noches están en equilibrio. Estos Cuartos de la Rueda se dividen más por los Sabbats-Cruzados: Imbolg (2 de febrero), Beltane (1 de mayo), Lughnassadh (1 de agosto) and Samhain (31 de octubre) los cuales caen en estas fechas en nuestro Hemisferio. Estos Sabbats fueron celebrados por las culturas célticas de la Europa antigua. Los Sabbats frecuentemente se representan en una rueda para dar énfasis a su naturaleza cíclica.

—Veo que has aprendido una que otra cosa de tu Sacerdotisa, pero, ¿puedes decirme cómo incorporar los Sabbats en la Magia de Velas?

—Por cierto. Comenzaría con un rito a largo plazo de fertilidad en Imbolg, durante la fase solar creciente del año cuando la vida aún está en su fase de gestación. Terminaría este hechizo unas seis semanas más tarde en el equinoccio de primavera, otro Sabbat que celebra la fertilidad y esperaría estar embarazada para Beltane o el Solsticio de verano.

Vi que doña Carolina me miraba con una sonrisa abierta sin dientes.

—No es que esté planeando estar embarazada, —me apresuré a decirle—. Por lo menos ahora no. Es sólo un ejemplo.

Por otro lado si quería disminuir un efecto, tal como bajar de peso, encendería mis primeras velas en el Solsticio de verano y continuaría a quemarlas periódicamente hasta Samhain, o bien hasta el siguiente Solsticio de invierno.

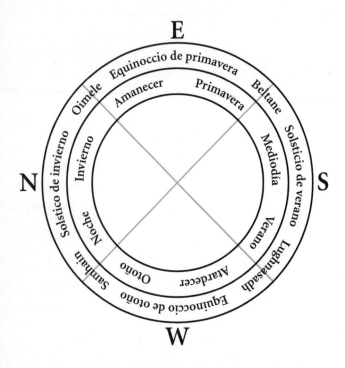

Figura 3: La Gran Rueda del Año

Durante esa marea podría establecer la meta de perder una libra por semana, ¡y es posible que pierda 26 libras para el Solsticio de invierno! Al fluir con la energía solar menguante, disolvería la carne excesiva.

Doña Carolina dijo, —algunos practicantes hacen Magia a largo plazo exclusivamente con las mareas solares de los Solsticios y Equinoccios. Por tradición, éstos se llaman:
- La Epoca de la Siembra (21 de marzo al 20 de junio)
- La Epoca de la Cosecha (21 de junio al 22 de septiembre)
- La Epoca de la Planificación (23 de septiembre al 20 de diciembre)
- La Epoca de la Destrucción (21 de diciembre al 20 de marzo)

Me detuve un momento para absorber los nombres de las mareas, luego pregunté —Comprendo los tipos de hechizos se pueden hacer durante la primera marea, tales como hechizos para comenzar nuevos proyectos, pero ¿cuáles se hacen en las otras tres?

—La segunda marea, aunque se llama «de la cosecha», aún sirve para los hechizos para nuevos comienzos, o para lograr resultados. Durante la tercera marea puedes descansar y gozar de los resultados de tu labor de Magia además de eliminar las influencias no deseadas. Durante la cuarta marea puedes deshacerte del bagaje viejo que llevas en tu aura o aliviar las restricciones que los demás o que tú misma te has impuesto. Es una época apropiada para desviar suavemente aquellos que han creado problemas en tu vida.

Influencias planetarias

—Finalmente puedes coordinar tus hechizos de velas para coincidir con las influencias de los otros planetas además de las del Sol o de la Luna. Cada día de la semana se asocia con una energía planetaria específica, como el miércoles con Mercurio. Esta época es buena para estudiar, escribir cartas, pronunciar discursos o para cualquier actividad que involucre la comunicación.[4]

Como sabes de tu trabajo con los ángeles, las veinticuatro horas del día y de la noche son gobernadas por planetas que a su vez son regidos por los Arcángeles. Cada día se vincula a un color y a un signo astrológico también. Así que puedes inyectar aun más poder en tus hechizos poniendo atención a las horas que gobiernan e invocando las fuerzas angelicales apropiadas.

Absorbí por unos momentos esta información, luego dije, —Así es que si fuera a hacer el máximo hechizo del amor —no estoy diciendo que lo haría— pero si proyectara tal hechizo para encontrar un esposo, digamos, para una mujer de Tauro, lo haría durante la Luna creciente cuando no está carente de ruta, al amanecer un viernes, que es la hora y el día de Venus durante el mes de Tauro, entre el 19 de abril y el 19 de mayo, cuando también aprovecha una marea solar menguante y la influencia de Beltane, la temporada del amor. Quemaría velas rosadas y verdes, los que

---

4. Véase el Apéndice C para otras intenciones rituales asociadas con los planetas. Una lista completa de intenciones rituales que involucran los planetas y los ángeles planetarios se encuentran en *Fuego angelical,* (Llewellyn Español, 2000).

son los colores apropiados para Venus, Tauro y el concepto del amor. Luego también invocaría el poder y la presencia del Arcángel Anael en mi rito. ¡Uf!

—¡Formidable! ¡Qué buena representante de Wicca y de la Magia Ceremonial he lanzado al mundo!

Me puse colorada. —Tal vez, pero veo tu punto sobre cómo se complica esto rápidamente. Sin duda, todos estos elementos: horas, días, signos, no se emparejan el cien por ciento de las veces. Para la mayoría de los hechizos de velas es probablemente buena idea considerar las fases lunares y evitar carente de ruta.

—Especialmente, —me recordó—, para los resultados a corto plazo. No quieres sacar la artillería cada vez que haces Magia. Sólo para los hechizos más importantes. De otro modo, es excesivo.

Bostecé. —Hablando de excesivo me doy cuenta de que he torturado mis pies excesivamente y tengo que acostarme temprano esta noche. Mañana es un día importantísimo. Iba a esperar que volviera Angela, pero ya son las 10:00 y no aparece.

—¿De veras pensaste que vendría a casa después de las lecciones? —preguntó mi antepasado.

—Mejor sería preguntar si de veras pienso que asistió a su sesión de matemáticas, —me reí—. Especialmente en esos pantalones sexys.

—No te preocupes por ella, chica. Está lo suficiente segura por ahora. Además, estaré escondida por aquí en mi disfraz de perrito hasta que ella llegue a casa y esté arropada en su cama.

Eché una mirada a la Luna que había subido tanto que apenas la podía ver por la ventana. Cuando volví la cara hacia adentro mi antepasado se había convertido de nuevo en el pequeño Westie. Ladró suavemente. —Ustedes los cuerpos vivos presumen mucho, particularmente estos intervalos de paz aquí en la Tierra. Creo que voy a gozar del momento. Apoyó su barba peluda en el antepecho.

Le di las gracias a Carolina y le prometí que escribiría toda la información que me había dado en mi Libro de Sombras en la primera oportunidad. Contuve otro bostezo, abrí lentamente la puerta del cuarto y caminé de puntillas por el corredor, pasando a mis padres que dormían profundamente. Unos pasos más y ¡zas! Había pasado el comedor y la cocina y salido por la puerta del lado a la noche cálida. Después de dormir la noche, esperaba levantarme temprano. Tenía mucho que hacer antes de que el grupo hiciéramos mañana por la noche el ritual para Beatriz.

Capítulo 7

Que la luz esté conmigo

Boulder siempre te inspira cariño. Escondida en un valle al pie de las montañas rocosas, en los días de antaño, funcionaba como una fuente de provisiones para los mineros y pobladores de la región. Con el establecimiento de la universidad en 1876, los hijos, nietos y bisnietos de los pioneros vinieron a montones al área para beber de la fuente de sabiduría. En los 1950s, la empresa gigante IBM se estableció aquí y la ciudad, ahora en pleno crecimiento se transformó en un «Silicon Valley» en miniatura. El «Broker Inn and Restaurant», como un faro ubicado en la entrada de la ciudad (en España sería «La Puerta de Denver»), se ha convertido en un símbolo de la nueva prosperidad de Boulder.

Por la tarde del día del ritual, corregí unos exámenes y luego caminé sin prisa hacia el hotel. Con sus colores elegantes y suaves, verde selvático y vino tinto, y su decorado provenzal suntuoso, no adivinarías que se originó como «Holiday Inn». Cuando asumió control un dueño privado comenzó a gozar de fama como hotel de lujo.

El portero me saludó con el sombrero y abrió la gran puerta pesada de madera y vidrio de color. Entré al vestíbulo opulento con su alfombra gruesa y que ostentaba una escalera neovictoriana y unas paredes revestidas de madera frutal. Hortensia, que trabajaba en recepción, estaba tan ocupada con los huéspedes del hotel que no se fijó en mí.

¿Por qué siempre tengo que escoger gente alta como amigos? Hortensia era tan alta que para oír las innumerables preguntas de los clientes, a menudo tenía que inclinar su cuello fino, que ahora llevaba un brillante collar de conchas. Me había explicado que las conchas representan la diosa brasileña, Iemanjá, una de sus «protectoras» poderosas, según los adeptos de la fe de Umbanda. Aun con los pies envueltos en mis tacones favoritos: sandalias negras y puntiagudas de charol, con un poco de listón dorado en la punta, apenas le llegué hasta la barba.

Eché una mirada por los espejos en las paredes y los floreros chinos que derramaban lirios y elegantes aves del paraíso —las dos muy fuera de temporada. Los clientes eran principalmente ejecutivos, peces gordos, vestidos «de sport» en su americano azul y pantalones de caqui o trajes de verano de lino blanco sobre camisas de frac de un color azul muy de moda. Las esposas, bronceadas del campo de golf o la piscina, estaban de punta en blanco, listas para una noche de jarana. En comparación, mi vestido de verano blanco con ojetes tenía aspecto algo lastimoso.

Hace diez años cuando los «techies» huyeron de California después de la baja económica en ese estado, un número suficiente tomaron el camino a Boulder, convirtiéndola en una ciudad satélite llamada «Los Angeles, sucursal oriental». Boulder ya no hace recordar «Mork and Mindy» sino Jon-Benet Ramsey. Los «neohippies» ya no se reúnen —perdón, no holgazanean— en el centro. Más bien, estas personas «desagradables sin hogar» se han desterrado a nuestros callejones floridos donde a veces son apaleados por asaltantes desconocidos. Mala imagen del punto de vista de la Cámara de Comercio, pero así es el precio del progreso.

El ritmo palpitante de la música salsa borboteaba de la sala de baile y suavizó algo mi mal humor. «¡No seas tan cara de vinagre!» regañaba mi madre cuando, de niña, lloraba porque no me consentían en algo que quería. Así que no estás en el grupo socioeconómico adecuado para la rica Boulder. Por lo menos tienes un trabajo seguro e interesante, aunque estás en el primer peldaño de la escalera. Tienes la suerte de pertenecer a una familia cariñosa, y de tener amigos, la juventud y buena salud. ¿Qué más quieres? Es decir, además de un hombre. No seas tan criticona con los «neoyuppies», me dije a mí misma.

La música me agarró y su hechizo me dominó. Siendo un satélite de Los Angeles tiene sus ventajas, razoné. En épocas pasadas no habría nada tan de moda como la «Noche de salsa». ¿Por qué no gozar de ello unos minutos? ¿Cuánto tiempo hacía que no me movía a un compás latino? La última vez fue antes de los días de la escuela de posgrado. Vive por el momento, Carolina. Te pondrá de mejor humor para hacer el ritual más tarde.

Le llamé la atención a Hortensia y le hice señales indicando que esperaría en el bar a que terminara su turno. Ella asintió con la cabeza y volvió a sus quehaceres.

Caminé por el pasillo forrado de libros y me detuve un momento en el bar para que mis ojos se adaptaran a la luz mínima. La pista de baile y las paredes estaban rodeadas de lucecitas blancas, y luces proyectoras sutiles de color verde, roja y azul iluminaban la pista. La silhueta de las parejas se perfilaban contra la luz con los ritmos de «Los Temerarios». Una selva de plantas tropicales en el patio encerrado como invernadero parecía indicar silenciosamente su aprobación del ritmo.

Mesas de madera, redondas e íntimas, y poltronas distribuidas por la sala acomodaron a los muchos clientes. Varias personas que como yo no tenían dónde sentarse, nos apoyábamos en la barandilla de cobre amarillo que nos separaba de los que bailaban. Una brisa fresca del aire acondicionado esparcía la fragancia embriagadora del jasmín y la algalia. Si era porque la adminstración empleaba un difusor o si era la mezcla de los perfumes de la gente no me importaba nada. El aroma era sensual y estimulante. Cerré los ojos y lo absorbí, dejando que mi cuerpo se oscilara levemente con el ritmo.

—Hola. —Una voz como almizcle en líquido a mi oído y una mano en mi hombro me despertó de golpe de mi ensueño.

—Hola, —tartamudeé. Me encontré mirando el cuero más guapo que había visto en mucho tiempo, te lo juro. Rizos rubio rojizos enmarcaban una cara aquilina con ojos grises que evaluaban, una nariz romana y labios sensibles que formaron de repente una sonrisa curiosa.

—No era mi intención asustarte, parecía que te gustaba tanto la música. ¿Bailamos?

—Bueno, este…

Antes de que pudiera decir nada, me agarró la mano y me arrastró a la pista de baile. Brazos delgados pero poderosos, vestidos de lino blanco, me estrecharon a su pecho mientras me llevaba sin esfuerzo por un meringue.

—Es una de mis canciones favoritas, —me susurró al oído—. Deben de guardarla hasta más tarde.

No tanto, pensé, y me ajusté al ritmo.

La música se paró demasiado pronto. —Gracias, —le dije y di media vuelta para volver a la barandilla cuando estalló de los altoparlantes una polka animada de los «Tigres del Norte».

—No te vayas, —insistió—. Ni sé tu nombre.

—Soy Carolina.

—Soy Ed, pero me puedes llamar Eduardo. —Y me hizo girar para detenerme desde atrás. Mientras hizo esto su mano me tocó levemente el cuello y sentí un escalofrío indefinible por la espalda.

—¿Eres estudiante aquí? —preguntó. Sentí su aliento caluroso en el cuello.

—Bueno, estoy en la universidad. —De alguna manera me había tragado la lengua. Yo, que de niña, gané el apodo de «La charladora» no pude decir nada. Era como si fuera prisionera de una fuerza indescriptible.

Bailamos en silencio un rato con la música que crecía a nuestro alrededor. Si por mí fuera podríamos estar solos en la pista.

Comenzaron a tocar una pieza del «Buena Vista Social Club». Mi pareja ajustó su paso automáticamente, pero a mí me causaba dificultad.

Otra vez teniéndome cerca y guiándome, susurró, —Un hombre y una mujer deben escuchar y moverse sincronizadamente con el ritmo. Todo tiene su ritmo. Todo en la vida y… en la muerte.

Con el rabillo del ojo vi a Hortensia y Brianna en la barandilla agitando la mano como si estuvieran matando moscas.

—¡Oh! —exclamé.

Mi Hombre Misterioso miró a mis amigas. Una sombra pasó por sus ojos grises y se cerraron como una persiana contra el sol de mediodía. Un tono frío se percebía en su voz, —¿Amigas tuyas?

—Sí. Las esperaba. Lo siento pero tengo que irme.

Como una lancha que no quiere alejarse de la orilla, el forastero me soltó la mano.

—Adiós, y gracias. —Le sonreí pero ya recorría con la mirada la periferia de la sala.

—Sí, sí. —Alzó los hombros—. Hasta otra ocasión. Quizás.

Me sonrojé y casi corrí hacia mis amigas.

Nadie dijo nada hasta después de abandonar el lugar por la entrada y nos dirigimos hacia el carro.

—*Quem que foi esse cara?* —quiso saber Hortensia, volviendo a su lengua natal.

—No sé. Alguien que me sacó a bailar. —Quería parecer indiferente pero tuve que suprimir el latido feroz de mi corazón.

—Pensé que era tu novio, viendo como te estrechaba tan fuerte en sus brazos, —observó.

—Llegamos al carro de Brianna —era la conductora elegida esa noche.

—Me parecía un tenorio, —dijo Brianna, sometiéndolo a juicio mientras pescaba sus llaves de su bolsa y abrió la puerta del lado del conductor.

—Era medio guapo, —seguía tratando de parecer que no me interesaba.

—Si llamas guapo a un hurón, —dijo riéndose. Luego vio mi cara larga—. No me pongas atención. Estaré celosa porque hace tanto que no tengo una cita. —Sonrió y subió atrás del volante—. Me dió un mal presentimiento, eso es todo.

—A mí, también, —agregó Hortensia felizmente al meterse en el asiento de atrás.

Me dejé caer en el lado del pasajero y cerré la puerta. —¿De veras? ¿Por qué?

—La manera en que ese *cara* tomaba control. Yo pensaría que ustedes fueran… ¿cómo dicen?… «amigos del alma». No me parecía bien del todo.

Sentí la sangre subir a la cara, pero alcé los hombros y abroché el cinturón de seguridad. —Estaba ayudándome a acostumbrarme de nuevo a los pasos de baile. Hace mucho tiempo.

No mencionamos mi Hombre Misterioso en el camino a la casa de Beatriz y luego a la de Brianna. Todas pensaban sólo en el ritual que venía. Me concentré en vaciar los recuerdos del encuentro de mi mente porque no debo estar obsesionada con mi vida privada cuando hay que hacer un hechizo. Pensaría en Eduardo después —y en las reacciones inexplicables de mis amigas.

****

Cargadas de bolsas de velas y otros artículos para el ritual, subimos pesadamente por la escalera de la entrada y por la puerta blanca estropeada de la casa algo ruinosa, estilo victoriano «pan de jengibre». Nos sentamos en las antiguas sillas azul polvoriento, cubiertas con terciopelo, que ocupaban la sala y esperamos que Brianna pagara a la niñera y echara una mirada a los niños dormidos. Nos sobrevino un silencio —algo no común en este grupo— con la anticipación de la «ceremonia secreta» que nos esperaba.

Miré fijamente la alfombra oriental gastada y consideré la situación de nuestra anfitriona. Brianna, sus dos hijos pequeños y su esposo se mudaron hasta aquí de Escocia cuando el marido, Michael, recibió una oferta de un trabajo tecnológico con una corporación nueva en las afueras de Boulder.

La pareja compró esta casa caída en ruina y comenzaron a amueblarla con antigüedades en igual estado de descomposición. Con todas las altas y bajas económicas, la empresa se declaró en quiebra. El trabajo y el matrimonio llegaron a su fin en un empate. Michael vivía sin rumbo un rato y llegó al fin a Escocia, mientras Brianna, quien para esa época se había hecho ciudadana, se quedó aquí.

En circunstancias normales y con el alza de los precios de los bienes raíces aquí en Boulder ellos podrían haber remodelado la casa para venderla a un precio tres veces más de lo que pagaron. Pero, siendo las cosas como eran, Brianna sufría del peso de una casa en estado de descomposición literal y figuradamente aplastada por el peso de la hipoteca gigantesca. No siendo una persona fácilmente disuadida y generalmente contenta en su nueva ciudad, respiró fuerte y comenzó a ejercer su oficio de herbolaria y maestra de aromaterapia. Aun lucha por mantener a sus hijos cada vez mayores y para enfrentar el pago mensual de la hipoteca.

Miré de reojo la chimenea. El hechizo de prosperidad que habíamos hecho el mes pasado (véase *Fuego angelical*) había ayudado a acorralar el lobo de la pobreza, pero no duró mucho. Después de concluidos este asunto con Beatriz y la escuela de verano, tendremos que dirigir nuestra energía hacia la Magia de dinero a largo plazo tanto para ella como para mí.

La voz de Brianna penetró en mis pensamientos. —Muy bien, chicas, ya no hay moros en la costa. ¡Vámonos!

Conmigo a la vanguardia, Hortensia y Beatriz cerraban la marcha para llevar nuestros aperos escalera arriba al «templo» que en realidad era una habitación extra.

—Jadeando y resollando llegamos, ¿no? —observó «La Raya» mirándome subir fatigosamente por la escalera estrecha.

—A la altura de 6000 pies todos respiran fuerte cuando suben por una escalera," —le informé sin mucha gracia.

—No es así si estás en buenas condiciones, —cantó.

¡Llegué por fin! Entré al templo tropezando y dejando caer al suelo las muchas bolsas con alivio.

Hace tiempo que Brianna y yo estamos transformando esta habitación en un templo. Tiene unas puertas francesas magníficas que dan al este. Las abrí de par en par de modo que entrara el aire. Brianna encontró, en una tienda de decoración que se estaba cerrando, el papel pintado más hermoso: púrpura de granada y azul oscuro con puntos dorados y rojos. Pasamos un fin de semana entero con aventuras en pintar madera y empapelar. No te molesto con los detalles dolorosos de esa experiencia pero los resultados valieron la pena. Esta noche el templo tenía olor de habitación nueva y fresca y las paredes brillaban.

Yo había descubierto dos pilares romanos de plástico de tamaño natural en una tienda de artículos para restaurantes, si lo puedes creer. Convencí a Papi a comprármelos al por mayor. Brianna y yo pintamos un pilar blanco y el otro negro. Representan los Pilares de Manifestación de la Magia Qabalística. En la filosofía de la Qabalah Mística se cree que la manifestación se basa en la dualidad y que este principio se ve en toda la vida. El Pilar Negro de Severidad simboliza la mujer, madre, pasividad y el polo negativo. El Pilar Blanco de la Compasión simboliza el hombre, espíritu, actividad y el polo positivo. En el centro, el Pilar Medio se para, invisible pero omnipotente. Es aquí donde estas dos fuerzas encuentran un equilibrio y tiene lugar la creación.

Colocamos nuestros pilares a los dos lados del altar, el que por ahora, consistía en un tocador viejo con una sábana blanca encima. Aún no habíamos puesto un moquete en el cuarto, puesto que estas cosas requieren tiempo y dinero.

Preparaciones

Comenzamos a arreglar con destreza los objetos del ritual en sus lugares indicados. ¡Teníamos una misión! Hortensia alimentó el incensario de incienso Meditación[1] para ponernos de humor para dejar atrás nuestras preocupaciones y problemas mundanos mientras hacíamos las preparaciones. Brianna sacó unos cojines del armario y los colocó en un círculo en el piso con uno en el centro absoluto del cuarto y luego pidió a Beatriz que se sentara mirando hacia el este.

Le dijo a Beatriz, —Mientras nosotras nos ocupamos en fruslerías, quiero que tú trates de relajarte. Pon atención en tu respiración, luego retrásala, respirando a fondo. Piensa en un lugar seguro, tal vez de tu niñez donde te sentiste feliz, segura y satisfecha.

Beatriz se acomodó y cerró los ojos. —Sé dónde es ese lugar, —dijo en voz baja—. Es una casa en un árbol en un viejo roble en nuestro patio donde de niña pasé muchos días felices.

Beatriz meditó mientras Brianna sacó del tocador los platos especiales para la sal y el agua. Bajó a la cocina para llenarlos y volvió al altar para santificarlos.

Desde que yo era la encargada de este ritual, puse mi Athame en el frente del altar. También limpié cinco velas azules y cuatro blancas (sumando a nueve, el número de la realización) y las unté con el aceite Muro Ardiente de

---

1. Para una lista de todas las fórmulas usadas en este ritual, véase el fin del capítulo.

Protección. Las puse en candeleros y arreglé éstos en un círculo de un diámetro de aproximadamente 3 metros.

También limpié y unté unas nuevas velas blancas con Aceite Sagrado Druídico, nuestro aceite de elección para las velas del altar. Esparcí Agua Sagrada por el altar y arreglé un hermoso ramo de claveles blancos y rojos, símbolos de la fuerza de la diosa, en un florero en medio del sencillo altar.

Mientras tanto, Hortensia encerró el círculo con romero y polvo de sangre de dragón para protección. Colocó en el altar cuatro bolsitas «mojo» de franela roja, y junto a una de ellas, unas bolsitas de plástico llenas de sal del mar y de baya del saúco y flores de la misma. También puso cinco frasquitos de un dracma de aceites de untar para usar en los sellos para los hechizos de velas que íbamos a darle a Beatriz para hacer sola en otra ocasión. Los sellos y las velas serían untados con los mismos aceites.

Hortensia conjuró y consagró cuatro piedras semipreciosas con la sal y el agua que Brianna había santificado. Estas piedras se designaron para los hechizos adicionales de Beatriz. Cortó cuatro círculos de una hoja de pergamino y dibujó en ellos los sigilos que también le daríamos a Beatriz para los rituales adicionales. Hortensia tomó prestados los diseños de la religión Umbanda del Brasil. Nos dijo que los Umbandistas son peritos en hacer estas figuras que en su idioma llaman *pontos riscados* porque las dibujan con tiza o las graban en la tierra para conjurar los espíritus.

Como la «persona designada de las velas» me encargué de lavar y secar la vela novena blanca que estaba encerrada en vidrio y que duraba siete días. Ésta también le daríamos a Beatriz para quemar por su cuenta la semana siguiente para ayudarle a recobrar su confianza en sí misma.

Preparé los cirios para los tres hechizos de petición que le aconsejaríamos a Beatriz que hiciera en las semanas venideras. Le habíamos pedido que identificara tres metas con las cuales soñaba además de recuperarse del ataque. Antes de todo quería graduarse en la universidad. Segundo, necesitaba encontrar un buen trabajo en el campo de la informática. Y por último, añoraba encontrar el lugar perfecto para recomenzar su vida.

Puesto que ella no sabía mucho sobre la Magia de Velas, yo unté los cirios. El anaranjado representaba Mercurio y el éxito en las empresas intelectuales como aprobar los exámenes finales. Lo unté con aceite Corona del Exito. Unté el cirio amarillo, que simbolizaba el éxito en las metas relacionadas con el trabajo, con aceite Exigente para atraer el empleo apropiado y para abrir los ojos de un jefe eventual a las mejores cualidades de Beatriz. La vela rosada, que representaba un hogar feliz y seguro recibió el aceite de la Bendición del Hogar. Estos mismos aceites serían usados para untar los sellos correspondientes. Lavé las manos con vigor entre cada procedimiento.

Meditación

Cuando estaban listas todas, apareció Brianna con vasos grandes de té helado de hierbas (hacía demasiado calor para tomar té caliente), con una combinación de la borraja, hierbabuena, eufrasia y una pizca de semilla de guaraná para ayudarnos a fijar nuestros pensamientos. Apagó las luces, yo encendí las velas del altar y nos reunimos con Beatriz para hacer una corta meditación. Cuando me senté, puse una pequeña campana de cristal a mi lado. Durante la meditación, cada una se fijó en el centro fuerte, tranquilo y perfecto que estaba adentro. Concebí del mío como una estrella, centelleando con una llama central clara y brillante.

En un lugar escondido de la mente, repasé lo que haríamos en el ritual: invocar la Bruja y el dios padre; practicar juntas y en voz alta el ritual del Pilàr Medio; construir un Muro Ardiente de Protección para desterrar la negatividad; preparar y consagrar un saquito «mojo» para ayudar a anular el dolor de Beatriz; perdonar el hombre que la había violado; explicar un ritual de novena para que ella lo haga después para recobrar su confianza en sí misma; darle a Beatriz los artículos del ritual y las instrucciones de cómo hacer por su cuenta los hechizos de tres velas para alcanzar tres metas importantes.

¡Abriendo la sesión!

Cuando sentí que era hora de empezar, toqué la campana tres veces para despertar a mis compañeras de su ensueño. Hortensia encendió incienso del Círculo de Brujas. Al pararme para abrir el círculo, eché una mirada hacia Beatriz. Ya se veía mejor —la cara menos cansada y con menos desaliento.

Inicié los procedimientos con el Ritual del Pentagrama de Proscripción e Invocación (véase *Fuego angelical* para los detalles de este ritual). Elegí este ritual de Magia Ceremonial porque el Muro Ardiente de Protección que íbamos a construir también era un concepto tomado de la Magia Ceremonial. Es buena idea mantener las partes mayores de cualquier ritual consistentes con una tradición, puesto que cada tradición vibra con una frecuencia levemente diferente. Después de abrir el círculo invoqué a la diosa y al dios.

Invocación de la Bruja

—Madre sabia y anciana, la invocamos a Ud., la Bruja, para que caiga sobre este Círculo de Luz y que nos envuelva dentro de sus alas protectoras. Beatriz sufre de la tormenta de este ataque brutal y le hace falta que la consuele con sus aguas infinitamente curativas. Venga, Madre, a velar con nosotras.

Invocación del dios padre

—¡Dios de la Luz, dios de la Sabiduría, dios de la Fuerza y de Poder sin describir! Lo invocamos para que descienda hasta este Círculo de Luz. Lo llamamos como el principio motivador de la naturaleza para actuar ahora y proteger a Beatriz de más daño. ¡Protéjala con su amor paterno!

El Pilar Medio

Comenzando en el Este, encendí las nueve velas y me paré en el cuadrante sudeste mirando hacia los miembros de la bandada. Se levantaron. Beatriz cambió de sitio, quedándose en el límite del círculo entre Brianna y Hortensia.

Practicamos juntas en voz alta el Ritual del Pilar Medio[2] que Brianna les había enseñado a las otras antes mientras yo estaba trabajando. Cuando terminamos, hablé.

El ritual del Muro Ardiente de Protección

—Ahora quiero que se conviertan en masones para amontonar unas «piedras brillantes» de la Luz Universal azul-blanco que hemos atraído a esta esfera de existencia con el ritual del Pilar Medio. Manden la energía a los perímetros del círculo donde dará vueltas alrededor de nosotras y asumirá la forma de un inmenso muro giratorio. La palabra operativa aquí, amigas, es «lentamente». Al principio el movimiento del muro no será rápido. Igual que cuando un masón construye un muro físico, es importante comenzar con una fundación sólida. Poco a poco el muro cobrará forma, estructura y fuerza hasta dominarnos. En algún momento girará tan rápido que les parecerá tan sólida como el cerco del jardín de Brianna.

Nos concentramos en construir el Muro de la Luz en nuestras imaginaciones y mandamos la energía al perímetro del círculo. Una vez que estaba girando alrededor de nosotras, indiqué a las otras que se sentaran.

—El Muro es como un espejo semitransparente, —les informé—. Puedes proyectar los pensamientos hacia afuera

---

2. En este ejercicio, las mujeres primero despiertan cinco centros de poder, los chakras, al entonar nombres de dioses que atraen un rayo azul-blanco de Luz Universal del Cosmos hasta los chakras. La luz puede ser canalizada para curar. Para la información necesaria para hacer este ritual, véase *Fuego angelical*.

pero no puede entrar nada para hacerte daño. ¡Nada en absoluto! El muro es una fortaleza inexpugnable, sólida y segura. Es nuestro Peñón de Gibraltar. Vamos a repetir juntas nueve veces, la siguiente mantra para la protección:

Mantra para la protección
Luz, esté conmigo
Luz dentro de mí,
Luz atrás de mí,
Luz delante de mí
Luz al lado mío
Luz para ganarme
Luz para aliviarme y restaurarme.
Luz debajo de mí,
Luz encima de mí,
Luz en silencio,
Luz en peligro,
Luz en los corazones de los que me quieren,
Luz en la mente de amigo y de extraño.

Mientras cantamos sentí una vibración silenciosa muy cómoda que zumbaba a nuestro alrededor como un motor bien lubrificado. Continué.

Hacer rodar los pensamientos terribles
—Quiero que cada una ponga atención en cualquier pensamiento o imagen que se le pueda venir a la mente —sea de la violencia o de cualquier otra cosa. Ten la imagen un momento en la imaginación. Mírala sin emoción como si estuvieras observando una piedra. Luego, mentalmente,

haz rodar la piedra hacia afuera por el Muro de Luz, nuestro Muro Ardiente de Protección. El sentimiento negativo nunca volverá a molestarte.

Practicamos esta técnica de visualización durante unos minutos. Cuando llegaron a la superficie alguna idea desagradable, la empujamos por el Muro. Beatriz se puso visiblemente más optimista. Después de unos minutos, alzó la cabeza por primera vez desde el incidente. Le miré los ojos y brillaban castaños y claros.

—No vamos a dispersar el Muro hasta que concluyamos el ritual, —añadí—, por si acaso un pensamiento vago malévolo logra escaparse de nuestros subconscientes.

Mojo para disipar el dolor

En la próxima parte de este ritual, tomé uno de los saquitos de mojo y las botánicas del altar y los coloqué en el centro del círculo. Todas nos cambiamos de sitio para rodearlos.

—Como adición al Muro Ardiente de Protección, vamos a llenar este saquito con botánicas que la Gran Madre Sabia, en su generosidad, ha proporcionado a la raza humana para ayudar a absorber el dolor.

Abrí el saquito y Brianna le echó la sal. Hortensia añadió la baya de saúco con sus flores. Yo le eché un pedazo de citrino porque tradicionalmente se cree que causa que la persona que lo lleve, piense lógicamente sobre la vida y que mantenga control de sus emociones. Indiqué a Beatriz que agregara unas pocas gotas de aceite de mirra de uno de los frasquitos de un dracma que están en el altar y que agitara las hierbas con el dedo en una dirección circular en el sentido de manecillas del reloj.

Se hizo al lado y los tres miembros de la bandada, cogidas de la mano, entonamos «LUZ, FUERZA, PODER» repetidamente. Mientras se aumentaba el canto, sentí la energía cósmica correr por mi cuerpo. Todas comenzamos a sentir hormigueo en los brazos y dedos al mismo tiempo que el canto llegó a su apogeo, es decir, cuando gritamos tan alto y tan rápido que ya no se distinguían las palabras. Soltamos las manos y dirigimos la energía hacia el saquito. Mantuvimos las manos extendidas sobre el saquito hasta que todo el hormigueo salió de las puntas de los dedos hacia adentro del saquito.

Le entregué el saquito a Beatriz y le expliqué, —Cada vez que sientas el surgimiento de la memoria dolorosa de la violación y sus efectos, ten este saquito de mojo y canaliza los pensamientos y sentimientos negativos hacia él. Cuando ya no te haga falta el saquito, devuélvelo a la Madre enterrándolo muy profundo en la tierra. Ofrécele una oración de acción de gracias por su compasión, comprensión y protección.

Tomamos unos minutos de descanso para beber más té y procesar con Beatriz sus sentimientos sobre el ataque y de cómo empezaba a soltar el miedo, dolor y enojo. Desde que lo que pasó en el círculo en ese momento es de tipo personal, estoy segura de que comprenderás porque no transcribo nuestra conversación aquí. Basta con que Beatriz comenzó a soltar la tensión terrible que la había dominado por completo desde la época del incidente.

Rezo de perdón

Me dirigí a Beatriz, —Para darle una conclusión a este episodio, pedimos que nos acompañes en un rezo de perdón por el individuo que te violó. Al hacer esto seguimos la sabiduría que nos entregaron las culturas indígenas de América. Como dijo una vez Paloma Torcaza, una mujer de la tribu «Salish» del siglo antepasado, «Todo lo que está en la Tierra tiene un propósito, toda enfermedad, una hierba para curarla y toda persona una misión. Así es la teoría indígena de la existencia»[3]. Por despreciable que sea una persona y por mal que te haya hecho, aún es criatura del cosmos, y como tal, debe ser perdonada.

Todas inclinamos la cabeza y recé en voz alta:

«Señora y Señor del Universo, por cuya unión se inicia todo lo que existe. No sabemos porqué este individuo enfermo ha cometido tales atrocidades contra Beatriz y otras. Sólo sabemos por analogía que como existe el color blanco, también existe el negro, su contrario. Como tal cantidad de bondad existe, también existe igual cantidad de maldad. Sólo los valientes saben perdonar. Juntas cometeremos la valentía máxima y perdonaremos a este pobre hombre demente. Rezamos que encuentre la ayuda que le hace falta para curarse de sus obsesiones terribles y que dejará de cometer más crímenes. ¡QUE ASÍ SEA!»

---

3. The Editors, *Native American Wisdom,* (Philadelphia, Running Press, 1994, p. 31).

Las velas de novena

Para la próxima parte del ritual, coloqué una vela grande, encerrada en vidrio en el centro del círculo. Antes de explicar el propósito de esta novena en particular, les ofrecí esta mini conferencia.

—Sé que conocen las velas de novena que se queman en las iglesias y que Uds. comprenden que representan nueve días de rezo continuo, público o privado, para obtener intervenciones especiales. Pero tal vez no se dan cuenta de que el concepto de la novena es anterior del establecimiento de la Iglesia católica romana por unos siglos. Por lo que sabemos, el concepto se originó en Egipto donde los adeptos las encendían para ahuyentar las viejas molestias y errores para que luego pudieran enfrentar la vida con el espíritu rejuvenecido. De hecho, la palabra «novena» significa «nuevo principio».

Gente de muchas tradiciones religiosas, no sólo los católicos, se acostumbran a quemar velas de novena. Por ejemplo, los hebreos redujeron el número de días de nueve a siete para abarcar las oraciones de una semana. Este periodo práctico ha sido adoptado por otras religiones y ahora se considera la norma. En la Magia, también quemamos novenas porque reconocemos el poder inmenso creado cuando fijamos nuestra atención en la luz. Empleamos la novena mística para reventar los obstáculos entre nosotras y nuestras metas y para crear un ambiente que nos conduzca al éxito.

Existen muchos tipos de velas de novena para satisfacer las necesidades de los solicitantes. Además de la gran vela sencilla encerrada en vidrio, como ésta que quema durante siete días, pueden usar dos velas de vidrio. En este caso, una vela representa el solicitante, mientras la otra representa la intención. Muchos practicantes incorporan a sus oraciones un rezo al ángel planetario que rige el tipo de energía que quieren recibir. Por ejemplo, se puede llamar a Gabriel para tener seguridad en los viajes.[4]

El solicitante que pide un viaje seguro comienza el ritual encendiendo su vela de novena astrológica durante una de las horas del día regida por el ángel apropiado del zodiaco, y ofreciéndole un rezo a ese ángel para que preste poder al ritual. Durante la primera hora posterior regida por Gabriel, quien vigila los viajes, el solicitante enciende la segunda vela y le reza a Gabriel para que lo cuide durante el viaje. El solicitante repite las oraciones cada día durante esas horas, hasta que se hayan agotado las dos velas.

Como alternativa, el solicitante puede usar una vela que dura 24 horas y repetir las oraciones durante todas las horas regidas por los dos ángeles.

En vez de usar las velas encerradas en vidrio, algunos Magos de Velas prefieren trabajar con una serie de velas votivas puestas en vidrio que pueden quemar durante doce a quince horas cada una. Cuando se apaga una votiva, el solicitante enciende la próxima. De esta manera hay una llama viva por todas las oraciones. El solicitante ofrece un rezo cada vez que se enciende una vela. El solicitante puede o no quemar también una vela astral.

---

4. Se describen los ángeles planetarios y del zodiaco en *Fuego angelical*.

Los Magos de Velas saben colocar las novenas y votivas en platos de metal para que si se destroza el vidrio no haya incendio. Esto ocurre raramente, pero es mejor estar seguro.

La mayoría de las veces, el solicitante también pone un sello dibujado en un papel o pergamino debajo del vidrio o candelero. El sello, o sigilo, como a menudo se llama, consiste en un símbolo o símbolos dibujados en un papel, generalmente con tinta roja, que representa la fuerza angélica o planetaria que el solicitante quiere atraer. Cuando se apaga la última votiva, el solicitante puede quemar el sello y enterrar las cenizas en la tierra. Como alternativa, la Magia del sello se puede encerrar en un saquito de mojo para ser llevado en la bolsa o cartera, escondido debajo de la cama o la almohada, dejado en el altar, en un carro o debajo de la estera de la entrada, para seguir atrayendo la energía deseada.

El rezo que ofrece el solicitante puede ser una cita de un filósofo o poeta, o una lectura de un libro, como un misal católico, un salmo de la Biblia o aun una composición original.

Novena para recobrar la confianza en sí mismo

—Para la novena que harás después, hemos escrito unos rezos para que los uses como modelo. No vaciles en personalizarlos según tus necesidades o improvisar algo totalmente diferente.

Hortensia le entregó a Beatriz los cuatro círculos de pergamino con cuatro dibujos y se lo explicó. —He dibujado cuatro sigilos para ti. En mi idioma los denominamos *pontos riscados*. El primer *ponto* es para tu vela de novena e invoca a la Cabocla Jurema, quien luchará para protegerte y también trabajará en aumentar tu confianza en ti misma. Piensa en que conectarse con Jurema por este sigilo es como si tomaras un superantibiótico de la última generación para el espíritu. Unge el sigilo con este aceite Crisol de Valentía. —Le entregó un frasquito de perfume.

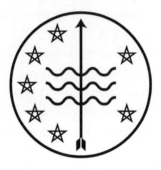

Figura 4: Sello de la Cabocla Jurema

—Antes de comenzar la novena, —añadí—, unge la cera en el extremo superior de esta vela con el mismo aceite. Haz un movimiento circular con el dedo índice en el sentido de las manecillas del reloj cuando untas el aceite.

—¿Cuándo empiezo la novena? —preguntó Beatriz.

Brianna contestó, —Las novenas se pueden iniciar con la luna nueva, pero algunos prefieren hacerlo durante el último cuarto o sea la última parte de la luna menguante para llevarla hasta la luna nueva. Con este método primero quemas la negatividad que obstaculiza tu camino, luego avanzas al camino nuevo.

Sentimos que era apropiado que comenzaras tu «Novena para recobrar la confianza en ti misma» durante el último cuarto, lo cual ocurre dentro de pocos días. El jueves a las 11:40 de la noche, enciende la novena, ofrece tu primer rezo al ángel Mumiah y sigue con la afirmación. Después, repite sólo la afirmación cuando te levantas por la mañana y todas las tardes a las 11:40 de la noche hasta que se agote la vela. La última noche dale las gracias a Mumiah por su ayuda.

Los ojos de Beatriz se ampliaron. —¿Quién demonios es Mumiah y por qué tengo que hacer estas oraciones todas las noches a las 11:40?

Se rió Brianna. —Mumiah en realidad está en el otro mundo y es miembro del Coro de Angeles. Te ha cuidado desde que llegaste al mundo porque es un ángel de Neptuno, el que, desde que eres una Piscis, representa tu planeta regidor. También protege a todas las personas que nacieron en la misma fecha que tú.

Interpuse, —Mumiah pasa por este mundo entre as 11:40 y la medianoche todas las noches, así que es la hora más apropiada para ponerte en contacto con él. Se especializa en hacer consciente a la persona de sus talentos innatos y elimina los obstáculos al agudizamiento y la expansión de las capacidades mentales. Su influencia sutil te guiará para que apruebes tu examen final. También desvía la Magia Negativa y ayuda a recobrar la confianza de una en sí misma.

Le dí una hoja de papel. —Aquí tienes el rezo a Mumiah y una afirmación. Si aún no estás cómoda rezándole a Mumiah, recomiendo que le dirijas tus oraciones a Santa María Magdalena que representa la autosuperación. —El papel decía así:

Oración a Mumiah

El gran novelista francés Honoré de Balzac dijo una vez que la esperanza es la mitad superior de la valentía. Rezo a usted, Mumiah, que abra mis caminos para que mi corazón se llene de nueva esperanza y confianza en sí mismo. Pastoréeme desde el fondo de la desesperación y fortalézcame con optimismo y fuerza interna. Anima a mi espíritu para que vuele a nobles alturas.

Afirmación

Abro los ojos y veo dentro de la semilla un árbol alto y derecho. Mi corazón se llena de valentía y mi voluntad se vuelve invencible. Sé que con mis talentos naturales superaré los obstáculos en mi camino.

Tres intenciones

Saqué tres velas del altar. —Beatriz, —dije—, mencionaste tres metas que anhelas realizar. Cuando esté completa tu novena y hayas recobrado totalmente tu confianza en ti misma, queremos que hagas estos tres hechizos de velas. Sigue el mismo procedimiento general con cada hechizo.

Hechizo de velas para la graduación
(¡hasta *cum laude!*)

Enciende el cirio anaranjado al amanecer de un miércoles durante la luna menguante. Esta es la hora y es el día de Raphael, que vigila los asuntos intelectuales. El cirio ungido simboliza tu graduación con éxito en la universidad.

Enciéndelo, di el rezo a Raphael y la afirmación. Deja que el cirio queme durante 30 minutos mientras meditas sobre lo que tienes que hacer para realizar esta meta.

Después de meditar, apaga el cirio. Antes de acostarte, vuelve a encenderlo, di solamente la afirmación y medita durante quince minutos antes de apagar la vela. Repite la afirmación y medita durante quince minutos todos los días por la mañana (sólo tienes que levantarte al amanecer el primer día), y otra vez antes de acostarte, hasta que se haya agotado la vela.

Hortensia tomó una piedra, un saquito de mojo y un frasquito de aceite del altar y se los dio a Beatriz. —Esta es una piedra crisoberilo para ayudar a equilibrar tu mente, aguzar tu intuición, consolidar tu poder personal y ayudarte a hacer juicios más maduros. Ponla junto a la vela en el altar. Bajo el candelero pon el sello de Vovó Escolástica, el segundo sello que te di, después de untarlo con este accite Corona de Éxito. La Vovó te ayudará a aprobar tus exámenes con banderas deplegadas.

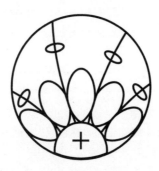

Figura 5: Sello de la Vovó Escolástica

Después de que se haya agotado la vela, cierne los residuos en un saquito de mojo junto con la piedra y el sello y llévalo contigo hasta alcanzar tu meta. Una vez que te hayas graduado, entierra el saquito y ofrécele un rezo de acción de gracias a Raphael.

Dije, —Aquí tienes el rezo y la afirmación. Si prefieres dirigir tus oraciones a un santo, sugiero que las dirijas a Santa Juana para valentía en las luchas de la vida. —El rezo y la afirmación decían así.

Oración
Raphael, le suplico sabiduría, consejos, perseverancia, buenas costumbres cuando estudio y el uso máximo de mis capacidades mentales. Ayúdeme a realizar mi meta de graduarme en la universidad.

Afirmación
Mi cabeza está clara y llena de conocimientos y comprensión. Lo que he aprendido lo usaré para beneficiarme a mí y a los demás. Y me alegraré en la elevación de la humanidad por medio de la educación.

Para conseguir un buen trabajo
Siguiendo el mismo esquema, le dimos a Beatriz la vela morada para encontrar trabajo, le dijimos que le rezara a Sachiel, Arcángel de Júpiter, o a San José el día de jueves. El sello o *ponto,* como lo llama Hortensia, representa Vovó Luiz Zambeze, quien ayuda a los solicitantes a encontrar buenos trabajos. También le dimos lo que quedaba

del aceite Exigente para untar la piedra junto con una amatista para mejorar su suerte en su búsqueda de trabajo. El rezo y la afirmación decían así.

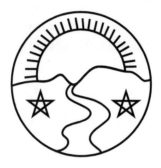

Figura 6: Sello del Vovó Luis Zambeze

Oración
Sachiel, le suplico que guíe mis pasos para el camino de un trabajo que satisfará mis deseos y necesidades. Tráeme la oportunidad de hacer un trabajo digno y cumplido que me ayudará a madurar como persona y tener valor para los demás.

Afirmación
El trabajo perfecto está a mi alcance. Mi jefe eventual se da cuenta de mis atributos más destacados y busca hacerme una oferta justa y generosa. Gozo de los frutos de mi labor que benefician tanto a mí como a los demás.

Para encontrar una casa perfecta

Para encontrar el hogar ideal, Beatriz recibió la vela rosada. Recomendamos que la encendiera al amanecer un viernes y que le rezara a Anael, Arcángel de Venus. Le dimos una piedra peridoto para que la pusiera en el saquito de mojo, puesto que esta piedra es regida por Libra, el signo de armonía y el hogar. El sigilo que le dimos invoca a Xangô, el dios brasileño que gobierna el signo del zodiaco Piscis, y le dirigimos a untarlo con el resto del aceite Bendición del Hogar. El rezo que le sugerimos puede dirigirse a Anael o a Nuestra Señora de Fátima.

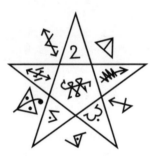

Figura 7: Sello de Xangô

Oración

Anael, ángel de este día, le suplico que me bendiga con el hogar de mi ilusión. Ayúdeme a encontrar un lugar caluroso y feliz que sea armonioso y seguro y en la cual puedo prosperar.

Afirmación

Mi corazón está lleno de alegría, porque he vuelto, por fin, a casa.
La corona de la casa es el Señor y la Señora.
La belleza de la casa es el orden.
La gloria de la casa es la hospitalidad.
La bendición de la casa es el contento.

Cerrando la sesión

Beatriz se quedó abrumada. Después de mucho agradecimiento, abrazos y besos, nos sentamos a dispersar el Muro de Luz convirtiéndola en una neblina que desapareció ante nuestros ojos e imaginaciones. Cerré el círculo usando el Ritual del Pentagrama de Proscripción, le di las gracias a la Señora y al Señor, los espíritus, los elementales y otros huéspedes invisibles que habían sido atraídos a la energía que el círculo había levantado y quienes nos habían prestado poder para nuestros esfuerzos. El rito quedaba terminado.

****

Cansadas y con hambre, sed y calor volamos a la cocina. Brianna sirvió grandes tazones de helado delicioso de «chocolate triple con cerezas negras». Estábamos al punto de acabar después de repetir del helado cuando Hortensia se echó hacia atrás apoyando su silla contra el muro y nos contempló.

—Saben, —dijo—, ustedes se sorprenderían como les haría bien un poco de ejercicio.

—Hace demasiado calor para eso, —gruñí.

—Muy temprano no hace tanto calor, —contestó «La Raya».

—No puedo hacer ejercicio muy temprano porque tengo que atender a los niños, —le recordó Brianna—. Además, hago bastante ejercicio cuidándolos a ellos.

—No es ejercicio aeróbico si no respiras fuerte, —objetó Hortensia—. El ejercicio aeróbico es la única clase que vale la pena. Además, un cuerpo saludable favorece una mente clara y un espíritu elevado y ayuda a hacer rituales más válidos.

—Tienes buen punto, —admitió Brianna—. Me supongo que es cuestión de mantener el equilibrio de cuerpo, mente y espíritu.

—Yo nado, —nos recordó Beatriz—. Bueno, por lo menos, nadaba hasta hace dos semanas.

—La natación es buen ejercicio, —acordó Hortensia—, pero estas dos no empujan nada más que los lápices y las carretas del supermercado. Puesto que no pueden hacer ejercicio por la mañana, ¿por qué no pasan las dos por la pista mañana por la tarde.

—Este… no sé.

—Bueno…

—Carolina, te ayudará a perder unas libras de sobra más fácil y rápidamente y te verás aun mejor para cualquier nuevo Hombre Misterioso que entre bailando en tu vida. Y tú, Brianna, tendrás más energía para correr atrás de tus niños.

—Es difícil encontrar el tiempo, —dije.

—Si de veras quieres ponerte en buena forma y accesar el Pilar Medio de adentro, encontrarás el tiempo.

—¿Quién cuidará de los niños? —quería saber Brianna.

—Tráelos contigo. Pueden jugar en el columpio de allí mientras tú corres tus intervalos.

—¿¡Intervalos!?

—Sí, claro. No son tan difíciles en realidad. Vamos, chicas, dale la tentativa. Creo que hay una expresión en inglés, este…, Sí. «Nothing ventured, nothing gained.» En portugués decimos *«Quem não arrisca, não petisca.»*

Añadí, —En español es «Quien no se arriesga no pasa la mar.»

—Bien, —insistió Hortensia—. Es algo que todas podemos hacer más o menos juntas.

—Yo lo pensaré, —dijo Brianna.

—Sí. Tal vez pase por allí mañana, pero estoy demasiado cansada para hacer una decisión firme esta noche. —Contuve un bostezo.

—Bueno, pero no la demores demasiado. Es importante para tu salud.

Esta vez bostecé obviamente. —Ahorita creo que lo mejor que puedo hacer para mi salud es descansar.

—Yo, también, —agregó Beatriz—. Muchas gracias de nuevo. Ustedes son maravillosas.

Me dormí al tocar la almohada con la cabeza y ni soñé con mi Hombre Misterioso.

Recetas
Incienso de meditación

Base de ½ taza de madera de abeto, 2 cucharadas de «lágrimas» de olíbano, 1 cucharada de agujas de abeto, 1 cucharada de polvo de sándalo, ½ cucharadita de semilla de hinojo triturado, 1 cucharadita de aceite de almizcle oriental, ½ cucharadita de aceite de jacinto, ½ cucharadita de aceite de ciprés, ¼ de cucharadita de aceite de copaiba.

Aceite del Muro Ardiente de Protección
1 parte de bálsamo del Perú, 2 partes lila francesa, ½ parte opopónaco, 5 gotas de nuez moscada, ¼ parte geranio de rosa, ¼ parte sasafrás, 3 gotas de verbena.

Aceite Corona del Exito
1 parte olíbano, ½ parte laurel, ¼ parte galanga, ¼ parte canela, ¼ parte pino, 6 gotas de geranio de rosa.

Aceite Exigente
2 partes narciso, 1 parte peonía, ¼ parte aciano, 4 gotas de aceite de canela, 3 gotas de verbena.

Aceite Bendición del Hogar
2 partes rosa de té, ¼ parte vainilla, ½ parte clavel, ¼ parte chypre.

Incienso Círculo de Brujas
½ taza de bolitas multicoloridas de olíbano y mirra, ¼ taza de incienso de cedro, 1 cucharada polvo de cedro, 1 cucharadita aceite de algalia, ¼ cucharadita aceite de abeto siberiano, 6 gotas de aceite de fougere.

Aceite Crisol de Valentía
1 parte tabaco, ½ parte retama, ½ parte almizcle oscuro, ¼ parte pimiento negro, ¼ parte musgo de roble, 5 gotas de estoraque.

Capítulo 8

Ilumina tu mundo

Me desperté la mañana siguiente con un sol abrasador que entraba por la ventana. ¡Uf! ¡Faltan sólo veinte minutos para que empiece la clase! Me levanté de un salto de la cama, me cepillé los dientes, eché agua fría sobre mi cara y me metí en la ropa de ayer. Los montones de rizos eran imposibles. Hoy la gente sencillamente tendría que soportar mi «pelo grande». Ni tenía tiempo para preparar una taza de café exprés. Ni modo. Decidí pasar por el Trident de camino a la universidad para comprar un café *latte* para llevar. Agarré mi bolsa atlética y mis libros y salí disparada. Al pasar por la puerta, recogí el periódico y lo tiré en la mesa de la cocina. No tenía tiempo para leerlo esta mañana.

Gracias a la diosa, mis alumnos de Español para Principiantes iban a hacer presentaciones hoy, así que no me era necesario preparar la lección. Puesto que estudiaban los mandatos, los había dividido en equipos para que crearan anuncios de televisión. Esta mañana me iban a suplicar que comprara «Mentafresca, enjuague para la boca que atrae a las mujeres por docenas» o «Con sólo marcar este número de «ochocientos» puedes ser el dueño orgulloso de esta fabulosa aspiradora».

No regresé a casa hasta las seis de la tarde. Durante todo el día, en un rinconcito de mi cerebro, había proyectado hechizos de velas. Nuestro mitin en cierne había gozado tanto la noche anterior, y lo que era más, ya veíamos cambios en el estado de mente de Beatriz. Quería correr a casa para escribir, mientras aún estaban frescas, mis ideas para otros hechizos que podíamos hacer.

Sin embargo, había prometido visitar el campo atlético de la universidad antes de ir a casa. «La Raya» estaba allí, corriendo los endemoniados «intervalos», y Brianna y sus hijos también habían aparecido para hacer ejercicio. Pude concluir una carrera de menos de un kilómetro con cierta dignidad —dos vueltas a la pista. Mi excusa era que ya había hecho un esprint cuando fui a la escuela por la mañana. Hortensia respondió alzando las cejas delicadas para declarar —*Tá bem Carolina. Todos temos que começar em algum lugar.*

Admito que la carrera, por corta que fuera, me revivió. Decidí no responder al contestador con su luz intermitente y dejar de lado las noticias para pasar mi tiempo escribiendo los hechizos en mi Libro de Sombras.

Saqué unos libros de consulta de mi caja mágica (es decir, el baúl de camarote que vive al pie de mi cama), me preparé un capuchino helado grande y me senté a mi escritorio con su vista de las montañas «Flatirons». Es sorprendente que por caluroso que sea el día, el aire siempre se refresca por la tarde aquí en las Montañas Rocosas, y casi siempre hay una brisa fresca que sopla sobre el 'Front Range'. En la otra cara de la moneda están las noches heladas del invierno; pero dejemos eso por el momento. Me eché a trabajar y escribí las siguientes direcciones para los hechizos con velas.

Hechizo de velas para la curación física

Velas:
- La vela astral (1) del suplicante untada con el aceite zodiaco apropiado.[1]
- Vela verde (2) para la curación, untada con aceite del Pilar Medio. El verde también es el color del equilibrio.
- Vela anaranjada (3) untada con aceite de Raphael. Raphael es el Arcángel cuyo nombre significa «Dios como Curador».

Fórmulas de aceite para untar:
- Pilar Medio—en un frasquito de un dracma, echa 1 parte de ámbar gris, 1 parte almizcle, 1 parte olíbano y ½ parte palo de rosa.
- Raphael—en un frasquito de un dracma, echa 1 parte sándalo, ¼ parte esencia de nerolí, ½ parte lirio del valle, 3 gotas de canela y 3 gotas de lavándula.

Sigilo:
- Unta el sigilo de aceite de lavándula para la curación y el equilibrio y colócalo debajo de la vela astral.

---

1. Véase *Esencia de la aromaterapia* para estas recetas.

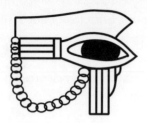

Figura 8: Udjat, símbolo egipcio de buena salud, bienestar y comodidad física

Afirmación:
- La luz curadora del Señor y de la Señora es infinita y todopoderosa. Atraigo esta energía por estos cirios con el poder de la Luz para curar cuerpo, mente y espíritu y realinear el equilibrio de la naturaleza adentro.

Haz este hechizo un miércoles durante la Luna Menguante, preferiblemente cuando está en Virgo o en Leo. El hechizo debe extenderse sobre un plazo de seis días. Cada día, mueve la vela anaranjada y la verde más cerca del cirio astral

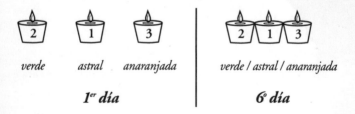

Figura 9: Posiciones de las velas en el altar

hasta que, en el último día, lo toquen. Si el suplicante lo desea, puede llamar los poderes de Raphael como curador con una invocación personal para aumentar el hechizo.

Hechizo de velas para aumentar las capacidades psíquicas

Velas:
- Vela astral (1) del suplicante, untada con el aceite zodiaco apropiado.
- Cuatro velas violetas (2) untadas con aceite de Asariel, el Arcángel de Neptuno y Piscis, quienes se asocian con la divinación.

Fórmulas de aceite para untar:
- Asariel —en un frasquito de un dracma, echa 1 parte loto, 1 parte almizcle oscuro, ½ parte de musgo de roble, ¾ parte opopónaco y 3 gotas de ruda.

Sigilo:
- Unta el sigilo con aceite de la glicina para la visión síquica y colócalo debajo del cirio astral.

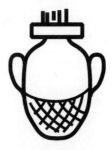

Figura 10: Ab, símbolo egipcio de la visión psíquica

Capítulo 8

Afirmación:
- Percibo el flujo y reflujo de las energías que giran a mi alrededor. Comprendo toda la gente, los lugares y las cosas del pasado, presente y futuro. Comprendo sus relaciones interpersonales y destinos probables. Ayudo a la gente a ganar una mayor comprensión de sus circunstancias para que puedan hacer decisiones informadas.

Haz este hechizo un jueves durante la Luna Menguante, preferiblemente cuando se encuentra en Piscis. El hechizo debe extenderse sobre tres días. Cada día mueve las velas violetas más cerca del cirio astral, hasta que en el último día, lo toquen. El suplicante puede también llamar el poder de Asariel, Arcángel de Neptuno con una invocación personal para aumentar el hechizo.

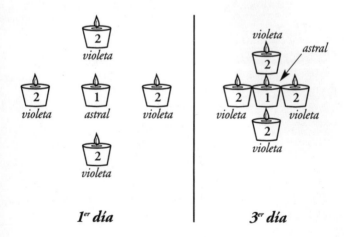

Figura 11: Posiciones de las velas en el altar

Hechizo de velas para reunir amantes reñidos

Velas:
- Dos velas astrales, una para el suplicante (1) y otra para la amante (2), untadas con el aceite zodiacal apropiado.
- Vela rosada (3) para representar el amor verdadero, untada con aceite de Venus.
- Vela amarilla (4) para representar la unidad y el éxito, untada con aceite de olíbano.

Fórmulas de aceite para untar:
- Aceite de Venus —2 partes sándalo misore, 1 parte rosa de té, ½ parte violeta.

Sigilo:
- Unta el sigilo con aceite de Venus colócalo debajo del cirio astral del suplicante.

Afirmación:
- Dos personas que se aman de verdad y cuyas relaciones se han desviado, son reunidas por el calor de la luz amorosa. Su futuro compartido quema armoniosa y alegremente igual que estos cirios benditos.

Figura 12: Fofoo, sigilo africano de amor y armonía

Comienza este hechizo un viernes durante la Luna Creciente, preferiblemente cuando se encuentra en Libra. El hechizo debe extenderse sobre un periodo de ocho días. Cada día mueve las velas más cerca unas a otras, hasta que en el último día, todas se toquen.

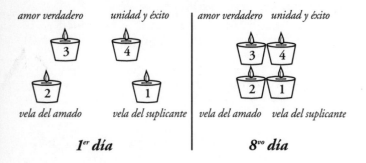

Figura 13: Posiciones de las velas en el altar

Me detuve para rellenar mi capuchino helado. He descubierto que si tomo café antes de las ocho de la tarde, no estorba mi sueño por la noche.

Al andar silenciosamente de la recámara por la sala hasta la cocina, oí un susurro como de papel. Encendí la luz con cuidado y si me lo puedes creer ahí estaba doña Carolina, acomodada en la silla mía en la cocina, tranquila como un Buda sonriente, leyendo el periódico mío y llevando nada menos que mis lentes.

Parpadeó levemente cuando encendí las luces.

—Hola, chica, —croó como una rana enorme—. Me preguntaba que cuándo vendrías a conseguir otra provisión de cafeína como de costumbre haces.

—Y a ti, ¿qué te trae por aquí?

—Estoy sentada en tu cocina, con tus lentes puestos, leyendo tu periódico que tú tiraste en la mesa esta mañana sin mirarlo. Pero probablemente ya te das cuenta de eso.

Dejó el periódico en la mesa, se quitó los lentes y los apreció.

—Estos anteojos son un invento suave. Puedes imaginar lo fácil que habría sido la lectura con estos si los hubiera conocido cuando vivía en la Tierra. —Ladeó su cabeza y consideró—. Claro que habría sido necesario saber leer.

—Y en inglés, —intercalé.

—Sí. El idioma inglés es muy expresivo y todo, pero no suena tan suave como el español.

Comencé a preparar el café. —¿Gustas? —le ofrecí.

—Gracias, no. Estorba mi sueño de belleza, —se rió de su propio chiste—. Ándale tú.

—Está bien—. Eché los granos de café al molino, lo puse en marcha y observé el revoloteo. Detuve el torbellino de las hojas y cuchareé el café molido en el receptáculo. Lo apisoné y lo coloqué en su lugar en la máquina. Le puse el agua, oprimí el botón y esperé a que apareciera el líquido moreno en la taza. Aún con los ojos en la máquina, arriesgué una idea.

—Me imagino que tienes otra razón por estar aquí esta noche además de leer el periódico.

—¡Exacto! —Sacudió la cabeza—. A ti no te puedo engañar. Decidí visitarte para acabar de «moldear» tus conocimientos de la Magia de Velas.

El café casi estaba listo. Saqué la leche del refrigerador y la eché al espumador. —Acabo de escribir unos hechizos de velas, —dije.

—Ya sabía, y es un esfuerzo serio que has hecho. Pero has omitido un elemento importante de la Magia de Velas—la licnomancia.

—¿Cómo? —Vertí el líquido moreno humeante a la leche espumosa, le agregue hielo y mis acostumbradas cuatro cucharaditas de azúcar y lo removí.

—La licnomancia, o divinación por velas. Por sí solas las velas encendidas ayudan a crear un ambiente sutil, cargado síquicamente que promueven la divinación. El Mago de Velas las examina en cuanto al color, la calidad y el movimiento de la llama.

Me senté al otro lado de la mesa de mi maestra y sorbí la bebida revivificante. Era una noche tranquila. Los residentes de los apartamentos del lado estarían fuera. El único sonido que percibí era el zumbido bajito de la luz fluorescente. Me acomodé en mi silla.

—Está bien. Estoy lista. Vengan los detalles sobre la licnomancia.

La divinación con velas

Con más pericia y velocidad que una máquina de cigarrillos, doña Carolina se lió un cigarrillo gordo del tabaco en su petaca. Lo encendió, le dio unas chupadas y empezó a hablar.

—Hace poco tiempo, mi querida hija del siglo XXI, la gente quemaba velas porque sin la electricidad, era la única manera de transformar la noche al día. Puesto que las velas hacían un papel tan visible en la vida diaria, se valorizaban por más que su capacidad de dar luz. Por ejemplo, los subastadores clavaban un alfiler en una vela, encendían la mecha y aceptaban ofertas hasta que la llama alcanzara el alfiler. También muchas expresiones han tenido su origen en las velas. Por ejemplo, hablamos de que alguien «está a dos velas» cuando sufre de una falta de recursos. Cierta nobleza le atribuimos en el refrán «El sabio y la vela, por alumbrar a otros se queman».

Desde que la luz y el calor se asocian con la vitalidad, sabiduría, conocimiento y esperanza, no tardó la gente en usar las velas en un sentido simbólico. Muchas supersticiones se originaron alrededor de las velas y sus asociaciones con los conceptos de vida y muerte. Por ejemplo, las velas se dejaban encendidas al pie y a la cabeza de los ataúdes durante el velorio o «vela» de los muertos para evitar que el alma del difunto no fuera arrebatada por el Diablo. Cuando nacía un niño, los cirios se mantenían encendidas en la habitación del parto para proteger a los recién nacidos de los demonios. Durante la época medieval, bajo la influencia de la Iglesia, la gente que vivía en el campo de Inglaterra mantenían una vela encendida en las ventanas de sus casas desde el atardecer hasta la medianoche en el día de guardar de Hallowmas porque creían que este acto mantenía a raya a las brujas. Te pregunto, ¿qué bruja digna del nombre encontraría un verdadero obstáculo en una vela?

Los cristianos no eran los únicos supersticiosos. Diez días antes de *yom kipur,* un judío podía ir a algún lugar, al aire libre pero protegido, para encender una vela gorda. Si se consumía por completo sin apagarse, a la persona que la encendió le quedaba por lo menos un año de vida. Desde ahí era un paso mínimo enlazar las velas encendidas con las artes adivinatorias.

Para las culturas agrícolas, la supervivencia de la tribu dependía de una cosecha abundante. Era, por eso, de suma importancia el padrón anual climático. Se pensaba que si una vela no se encendía fácilmente esto pronosticaba una época de lluvia. Si la vela se encendía bien pero se movía como en el viento sin causa física, significaba una época de viento.

Con el paso del tiempo la gente empezaba a emplear las velas para hacer toda clase de predicciones, especialmente las relativas a la muerte. Creían que una llama que chisporroteaba predecía la desilusión, y si se apagaba por completo, una pérdida importante o posiblemente una muerte amenazaba la familia. Si la llama se apagaba sin razón durante una sesión religiosa, se temía que los espíritus malos estuvieran en acecho en el área. La grasa que se reunía en un pozo alrededor de la mecha se parecía a una mortaja, así que su aparición se tomaba como presagio de la muerte. Una llama que se dividía en dos también significaba que La Muerte haría una visita dentro de poco. Una llama que se fundía goteando significaba la misma cosa desde que preveía el apagamiento de una vida.

Doña Carolina se detuvo para darle unas últimas chupadas a su cigarrillo. El cuarto se había llenado de tanto humo blanco que parecíamos estar en una nube. Sin embargo, no me quemaba los pulmones al respirarlo porque era, como me lo explicó doña Carolina, algo como un espejismo en el desierto —una ilusión.

Siguió: —No todos los movimientos de las llamas significaban algo malo. Si se hinchaba como un hongo, si centelleaba o si quemaba con un color azul brillante y claro, todo estaba bien. Una punta brillante significaba una suerte inesperada y pleno éxito. Pero cuidado si la punta brillante se destiñe porque el bien tendrá una existencia corta.

La gente no estaba de acuerdo sobre el significado de las chispas. Algunos creían que pronosticaba la llegada de una carta para la persona sentada más cerca de la vela, mientras otros veían las chispas como una advertencia de peligro, riñas o desilusión. Si la llama subía y bajaba, se tomaba como una señal de un peligro posible. Si hacía un movimiento circular, o era que intrigantes podían impedir el éxito de una empresa o que tal vez se presentaba un cambio, para bien o para mal, en las circunstancias de algún miembro de la familia.

Una llama azul significaba que los buenos espíritus y fantasmas familiares vigilaban a los vivos de la familia, pero las llamas rojas u oscuras significaban que crecían las dificultades originadas con los espíritus desagradables del Otro Lado.

Ceromancia

Siendo como es la naturaleza humana, la gente no se quedaba satisfecha con observar sencillamente las llamas. Tenía que meterse con la cera también. Ingeniaron un sistema de divinación llamado «ceromancia» o «ceroscopia», en el que derretían la cera con un calor lo suficientemente bajo para que no se inflamara, luego vertían lentamente el líquido en un tazón de agua helada. Con este método, la cera primero se convierte en camadas delgadas y luego se crean formas distintivas que después interpreta el ceromante. Esta técnica se parece a la consulta de las hojas del té, pero las formas son mayores y más definidas.

—¡Ah! El poder del ingenio humano, —me maravillé—. Es asombroso el esfuerzo que ponía la gente en divertirse antes de que hubiera televisión.

—Admito que probablemente no es el modo más sencillo de adivinar el futuro, —concordó doña Carolina—, pero es relativamente fácil leer las velas encendidas. ¿Te gustaría saber crear una «Vela contestadora»?

—¿Querían los arqueólogos descifrar la piedra de Roseta?

La «Vela contestadora»

—Está bien. De la pequeña colección de cirios que has acumulado en el baúl al pie de tu cama, elige una vela que representa el color planetario bajo el que está tu pregunta.

—¿Quieres decir como el oro o el amarillo para el Sol y el rojo para Martes?

—Sí. Y el anaranjado para Mercurio, morado o azul celeste para Júpiter, el moreno para Saturno, el verde o rosado para Venus, el azul o el color de plata para la Luna, morado o verde para Neptuno, el azul eléctrico para Urano y el negro para Plutón

Limpia la vela, como te enseñé, e inscríbela con un pentagrama. Unta el cirio como sigue: utiliza el olíbano para el Sol, jasmín para la Luna, brezo común para Martes, sandalia para Mercurio, cedro para Júpiter, rosado para Venus, mirra para Saturno, ámbar para Neptuno, el coco para Urano y estefanote para Plutón.

Coloca la vela en un candelero en un cuarto que no tenga corrientes de aire, enciéndela y luego relájate y medita en tu pregunta un rato. Luego haz la pregunta en voz alta. Si la llama quema blanco o azul, si crece y gana fuerza y si se mueve de un lado para otro (hacia ti), la respuesta es «sí.» Si la llama chisporrotea, apenas quema de un amarillo oscuro o rojo, echa humo o se mueve de derecha a izquierda, la respuesta será «no». Si la llama gira en un círculo, o no has formulado bien la pregunta o la respuesta es incierta. Vuelve a hacerla más tarde. Las chispas sugieren una situación volátil. Si la vela llamea sólo para apagarse después, puedes esperar un trastorno.

Tradicionalmente los licnomantes emplean un candelabro para llegar a interpretaciones sutiles. Por ejemplo, la vela a la izquierda puede representar el pasado, la de en medio puede representar el presente y la de la derecha, el futuro. Una vela que quema con más brillantez que las otras puede significar que te espera una época excepcional de buena suerte.

—Esta información es muy emocionante, como siempre, —dije—, y te prometo utilizarla con mucho cuidado. No puedo esperar la oportunidad para practicar la «Vela contestadora» con Brianna y Hortensia.

—Es un buen núcleo que tienes, chica, y se me hace que juntas resolverán muchos misterios. Pero, —levantó un dedo nudoso—, no permitas que tu entusiasmo por la Magia domine el resto de tu vida. Como Bruja y Mago de la Gran Tradición Occidental del Misterio, tu responsabilidad es aprender la Magia por medio de la interacción con el mundo en este lugar y en esta época y ayudar en mejorar el mundo.

—Siempre hago ese esfuerzo.

—Por lo general, pero no siempre, —objetó—. Hoy, por ejemplo, fuera de dar tus clases, has tenido la nariz enterrada el día entero en viejos tomos de ciencia mágica. Ni has tenido tiempo de leer el periódico para averiguar lo que pasa en tu pueblo.

—Leeré el periódico mañana.

Sus ojos destellaban peligrosamente. —Nunca sabes lo que te puedes perder.

—Está bien, está bien, —me di por vencida—. ¿Qué hay en el periódico que debo saber.

Sonriente, lo volteó para que yo pudiera ver el titular de la primera plana.

DETENIDO ACUSADO DE VIOLACIÓN
Víctima se escapa del carro del acusado

Mis ojos saltones eran como uvas mientras devoré el primer párrafo.

«Rosa Valerga, de 22 años, que anoche asistía a la Noche de Salsa en el Broker Inn, por poco no se escapa de un atento de violación sexual por un hombre a quien había conocido en el bar y que ofreció llevarla a casa.»

—¡Gracias a todos los santos! Lo han detenido, —exclamé—. ¿Qué hora es?

—La hora de las noticias, —su voz era tan tranquila como una canción de cuna.

Salté a la sala y pulsé el botón de encendido de la tele. Vi el final de la entrevista con la víctima que evidentemente acababa de hacer un curso de defensa personal. Describió detalladamente lo que hizo con su rodilla y sus dedos cuando el violador la atacó después de invitarla a subir a su carro en el estacionamiento del Broker Inn. Después ella agarró su teléfono celular y marcó 911. Unos policías en el área respondieron en menos de dos minutos.

La próxima escena era de unos policías que conducían a un hombre esposado desde el coche de policía hasta la cárcel municipal. Debido a que era de noche y que la cámara se meneaba cuando el operador se puso en posición de filmar, la imagen era borrosa. Sin embargo, reconocí un poco al hombre. ¿Sería…?

—¡Ay, no! ¡No puede ser! —grité angustiada—. ¡Creo que es mi «Hombre misterioso»! ¡Doña Carolina! —Volteé hacia la cocina, pero mi antepasado había desaparecido. Cuando volví a mirar la pantalla, daban una historia sobre la cosecha desastrosa del maíz en la zona de las Praderas.

Una ola de sudor me cubría el cuerpo. ¿Podía ser que el hombre que se llamó Ed y que bailó conmigo tan de cerca era el violador y que buscaba su próxima víctima? Y si no fuera por Brianna y Hortensia… Me estremecí, recordando la sensación extraña que me había penetrado en la pista de baile cuando sus manos me tocaron el cuello. Tal vez me libré por los pelos. O, tal vez no. Por lo menos, gracias a la diosa, el acusado estaba en la cárcel. No volvería a hacerle daño a Beatriz ni a nadie más.

Capítulo 8

Vi de reojo la luz intermitente del contestador automático que había dejado sin escuchar cuando llegué a casa. Corrí a la máquina y pulsé «Mensajes». De hecho, Mami, Brianna y Hortensia habían llamado con las noticias.

Agarré el teléfono y pasé una hora en conversación intensa con todo el mundo. Claro, no mencioné mi roce con Ed cuando hablé con Mami. Ninguna de mis amigas podía decidir si él era el violador o no. No lo habían visto de cerca y en la tele la imagen era borrosa.

Cuando por fin colgué el teléfono, me preparé una taza de té de manzanilla y me quedé sentada en la cocina saboreando su aroma de manzanas y el silencio que reinaba a mi alrededor. Un silencio que, según comprendía ahora, significaba la paz, si no en la Tierra, por lo menos en este rinconcito. Como siempre nos decía Papi cuando nos llevaba a las montañas los fines de semana: «Silencio y soledad, contraveneno de la ciudad». Los habitantes de Boulder ya podían dormir sin estorbos, al menos por el momento.

****

La escuela de verano terminó hace un par de semanas y me he relajado entre semestres y gozado de caminatas —y, sí, lo admito— he experimentado el placer de correr bajo el sol veraniego de la tarde. Sólo ahora he tenido tiempo de repasar todo lo que he escrito sobre la Magia de Velas. Y me imagino que tú te estás preguntando que si terminó la onda de calor.

Teníamos que esperar hasta la Luna Llena. ¿Has notado que los cambios climáticos mayores tienden a ocurrir en la época de la Luna Llena o la Nueva con los cambios menores en los cuartos? Creo que hay una razón física por esto que tiene que ver con la manera en que la Luna afecta la marea en la Tierra. La Luna estaba en Piscis, un signo de agua, no carente de ruta.

Nosotras tres practicantes atrevidas subimos en mi Volkswagen de color lavándula, que Hortensia dio en llamar «La Uva», y nos transportamos a las montañas al oeste para hacer frente al sol abrasador. Estacionamos por debajo de mi círculo de piedra en Gold Mountain, y te puedo decir que nos costó mucho esfuerzo llevar todos los artículos rituales y el agua abundante por la escalada, cosa de diez minutos por lo general, al lugar sagrado. «La Raya», claro, no se cansó de anunciarnos lo mucho que iba a beneficiar nuestros cuadríceps. Puesto que no pudimos llevar todo de una vez, sugerí que ella se ofreciera para volver al carro por el resto del agua de manantial. ¡Ja!

Hechizo de lluvia
Las preparaciones

Construimos el altar en el lado occidental (es decir, empujamos nuestra gran piedra de altar hacia este lugar). El Oeste es la dirección del elemento Agua. Brianna había traído su varita especial de sauce, símbolo de la Magia de la Luna y del Agua para abrir y cerrar el círculo. En nuestra bandada, hemos decidido alternar el papel de Alta Sacerdotisa entre las tres. Así todas pueden aprender de la experiencia.

Velas blancas de altar fueron untadas con el perfume de marca «Rain» (¿Sabías que este aroma es sencillamente una especie de almizcle ligero?). Las velas estaban al lado de una medialuna de plata, símbolo del elemento Agua, que apoyamos en un caballete para libros hacia atrás y al centro del altar.

Otros elementos del decorado del altar incluían pepinos, sandías y un plato de semillas de calabaza, puesto que estos vegetales aguados simbolizan la Luna. Tres velas rojas untadas con Aceite de Pasión Ardiente,[2] una para cada una de nosotras, estaban en la parte delantera del altar al alcance fácil. Describimos el círculo con musgo irlandés para representar el mar.

Pusimos dos copas en el centro del círculo, una llena de agua de manantial y la otra vacía. Colocamos una caldera grande delante del altar y la llenamos de agua.

Como incienso de meditación, formulé una mezcla lunar fragante de trocitos de sandalia y avellano, flores de jasmín, un toque de aceite de alcanfor, jasmín, madreselva y peonía. También le eché unas semillas de pepino que quedaron de la ensalada que comí para el almuerzo.

Porque insistió Hortensia, cargamos instrumentos musicales. En su religión en el Brasil, los practicantes bailan hasta agotarse para llamar a los *«santos»* de su panteón. Trajo un tambor fino mientras que Brianna había descubierto un sonajero de sus niños y yo traje mi instrumento de percusión favorito, una pandereta.

---

2. La fórmula es 2 partes aceite de muérdago, 1 parte aceite de canela, ¼ parte aceite de laurel y 2 gotas de aceite de cálamo en un frasquito de 1 dracma.

¡Abriendo la sesión!
Brianna abrió el círculo usando la «Wicca Way». Aunque invocaríamos a los seres angelicales, generalmente asociados con la Magia Ceremonial, el canto que íbamos a emplear era céltico y la forma del ritual estaba tan cerca de la naturaleza que consideramos la apertura Wicca como la mejor.

Meditación
La Sacerdotisa se sentó con las piernas cruzadas en el centro del círculo con las dos copas. Hortensia y yo nos acostamos boca arriba con la cabeza hacia el centro y cerramos los ojos. Si hubiera habido más participantes habríamos parecido los radios de una rueda con Brianna como el cubo. Mientras Brianna vertía el agua lentamente de una copa a otra, nos condujo por una meditación.

—Déjense sumergir en las aguas negras y curadoras del vientre de la Gran Madre, —nos dijo—. Déjense llevar silenciosamente por este vacío cómodo sin límites. Mientras flotan sin esfuerzo y sin rumbo específico, quiero que contemplen todas las formas que puede asumir el agua. Desde el gotear de la llave por un arroyito de la montaña hasta un río caudaloso y la oleada del océano. Desde el té nutritivo en tu taza por el repiqueteo de una lluvia hasta una tormenta, un huracán y una tempestad de nieve. Una bruma cálida y un glaciar blanco. Escarcha y granizo. Todas éstas son formas que asume el agua. ¡Absorban el poder bruto del elemento!

Después de unos minutos, durante los cuales Brianna seguía echando el agua de una copa a otra, dijo —Retírense ahora de tus visiones y regresen por las Aguas Negras. Lenta pero seguramente, poco a poco, vuelven a este lugar y esta época. Cuando abran los ojos, se sentirán como si acabaran de nadar en una piscina de agua tibia. ¡Abran ya los ojos!

Invocación

Con todas las partículas de nuestro ser cargadas con las propiedades del elemento, nos levantamos y nos preparamos para asumir nuestras identidades simbólicas angelicales. Brianna volvió la cara hacia el altar, donde guardó las copas y se paró en el centro para hacer esta declaración.

—Soy Menakel, el ángel número 66 del Coro de 72, un ángel de Neptuno. Tengo bajo mi control los elementos y reajusto las disonancias del ambiente. —Encendió, usando una vela del altar, una de las velas rojas. Luego retrocedió y extendió los brazos—. He bajado a la Tierra para restablecer el equilibrio entre el fuego y el agua.

Me tocó luego a mí. Afirmé —Soy Dambiah, el ángel número 65 del Coro de 72, un ángel de la Luna. Tengo bajo mi control la hidroterapia, las aventuras marítimas, las fuentes minerales y la Magia del Agua. —Encendí la segunda vela roja, me hice hacia atrás y extendí los brazos—. He bajado a la Tierra para restablecer el equilibrio entre el Fuego y el Agua.

Hortensia se reunió con nosotras en el altar y habló. —Soy Habuiah, el ángel número 68 del Coro de 72, un ángel de la Luna. Restauro la fertilidad a la Tierra y a las naciones. —Encendió la vela que quedaba, retrocedió y extendió los brazos—. He bajado a la Tierra para restablecer el equilibrio entre el Fuego y el Agua.

El rito

Fuimos al borde del círculo donde habíamos dejado los instrumentos, los recogimos y comenzamos a marcar un compás firme. Brianna inició el canto siguiente: *¡Aí! ¡Dile Dun dile!* Es parte de un antiguo hechizo céltico de la lluvia que significa «Bienvenido a la lluvia, a la lluvia en el monte». Todas cantamos.

Una y otra vez cantamos. Pronto nuestros pies comenzaron a moverse y avanzamos por el círculo, marcando el compás, cantando y luego bailando. Poco a poco el compás adquirió velocidad. Levantamos la voz y cantamos y bailamos cada vez más rápido hasta que trazamos el borde del círculo a toda velocidad.

Cuando una de nosotras sentí que era el momento propicio, soltó su instrumento, agarró su vela roja y metió el extremo encendido en la caldera, apagándola. La repuso en el candelero, se sentó y comenzó a emitir un siseo, como imitando el sonido de la vela al apagarse. Ya cuando todas las tres estábamos sentadas y haciendo el siseo, parecía el sonido de una ligera lluvia de niebla.

Eventualmente el siseo se tranquilizó y Brianna tomó el paquete de legumbres secas y los vació en la caldera, diciendo

— Que la Tierra se resucite igual que estas legumbres me resucitan con el poder vital del agua.

—¡Qué así sea! —todas cantamos.

—Esperamos unos minutos para que los vegetales se hincharan, luego los sacamos del agua. Dejando una porción en el suelo como una ofrenda a la Señora y al Señor, compartimos lo que sobraba, incorporando la nutrición a nuestro cuerpo.

Para cerrar

Con el agua de la caldera mojamos las fresas que yo había plantado al principio del verano al borde del círculo. Según la tradición, las fresas ayudan a la persona a ver a las hadas.

Brianna cerró el círculo usando la «Wicca Way» y comenzamos a preparar para volver a casa. Se vio el destello de un relámpago y sonó un trueno tan repentinamente que por poco me muero del susto. Una tempestad rápida pasó la cresta de las montañas. En nuestro espacio protegido bien dentro del bosque y nuestra preocupación con el ritual, no habíamos puesto atención al cielo que se oscurecía. Pensé que sencillamente atardecía.

—Eso sí que es rápido. —Hortensia miró el cielo y las primeras gotas de lluvia le mojaban la frente.

Corrimos al coche, resbalándonos y deslizándonos por la ladera de la montaña en lo que ahora se había convertido en aguacero.

****

«La Uva» fiel se disparó por el camino angosto y sinuoso en un chaparrón, sin poner atención a sus tres pasajeros que se reían tontamente. Cuando terminé de dejar a todas en su casa, quedaba sólo suficiente luz para desviarme hacia el arroyo «Boulder Creek» cerca del centro de los tribunales antes de que se hiciera oscuro. Dejé el coche en el estacionamiento y me deslicé por el sendero resbaloso a la orilla del arroyo. Era delicioso sentirme fresca y mojada.

El mismo día más temprano, la corriente del arroyo apenas se percibía. Era esencialmente un lecho desecado. El chorrito de agua corría entre las grandes piedras que yacían en el fondo como las protuberancias de la espalda de un dinosaurio. Pero ahora fluía con gusto hacia los llanos. Sólo las piedras más grandes estaban visibles ahora mientras el agua se abría paso en su camino hacia el este. Remolinitos aparecían por las orillas más tranquilas. Me arrodillé y vi que los pocitos estaban llenos de miles de renacuajos que habían tomado la oportunidad de nacer.

El olor acre de las ramas de sauce que se metían en el agua me asaltó la nariz. Los sauces requieren mucha agua y en esta región los encuentras siempre en las orillas de los arroyos muy cerca del agua. La tierra mojada del río y el musgo mezclaban sus perfumes con el de los sauces. Como una nota alta sobre todos los aromas, percibí limpios pinos y abetos resinosos. Salvia dulce de montaña había soltado nubes de su esencia preciosa al aire como si hubieran articulado un rezo de acción de gracias por su liberación por el agua. Me recordó que me quedaba para hacer un ritual de acción de gracias.

La lluvia se disminuía y luego se paró para cuando llegué al coche, pero las nubes impregnadas prometían más dentro de poco.

La Uva y yo íbamos lentamente colina arriba hasta mi casa. Estacioné y me bajé del carro, llevando dos velas blancas, candeleros y fósforos. Quería hacer este ritual de acción de gracias en el patio antes de cruzar el umbral de la casa.

Tenía mucho que agradecer, y no sólo la lluvia. A pesar de mi posible encuentro personal con el violador de Boulder, me sentía segura. Aunque mis padres siguen machacando para que vaya a vivir con ellos y las condiciones de vida de algunos de mis hermanos podrían mejorarse, somos una familia muy unida con mucho amor y apoyo del uno para el otro.

Mientras que mi situación financiera queda un poco precaria, después de todo tengo un trabajo bueno. Sólo me hace falta un poco de autodisciplina en el área de los gastos. Y aunque mi Príncipe Azul aún no ha hecho su entrada a la escena, ni he comenzado a usar todos mis hechizos de velas en ese sentido.

Además de estar agradecida por la familia, el trabajo, el hogar y las habilidades, había encontrado dos amigas del alma con quienes podría practicar la Magia verdadera. Avanzaríamos juntas para ayudarnos a nosotras mismas y a los demás a tener una vida más productiva.

Sobre todo, agradecía haber conocido a doña Carolina da Silva y toda la sabiduría y los conocimientos que ha tomado el tiempo de compartir conmigo, alcanzándome a través de los siglos. ¿Quién podría pedir mejor maestra?

A veces me he preguntado si este antepasado ilustre mío sólo es producto de mi imaginación excesivamente activa.

Una gran parte de mi contacto con ella ha sido una ilusión. Hasta el humo que llenó el cuarto en aquella noche en que yo hice el hechizo de protección para Angela y doña Carolina me enseñó sobre la licnomancia, no era real. Y nadie más que yo la ha visto. Bueno, no voy a preocuparme. Si la información está subiendo del fondo de mi subconsciente, sólo puedo esperar que siga descubriéndose.

Para mí, el secreto del éxito en la vida es mantener la armonía y equilibrio. Por ejemplo, pensando en la lluvia, he aprendido que el agua puede ser una salvación pero si hay demasiada, puede ocurrir una inundación. El fuego, en la forma del sol abrasador de verano, puede debilitar y hasta matar, pero la vida también necesita el poder solar para sobrevivir y desarrollarse. Para mejorar tanto el mundo como nuestra vida todos debemos tratar de mantener el equilibrio simbolizado por el Pilar Medio. Eso, de todos modos, es mi opinión, valga lo que valga.

El rito de acción de gracias

Puse las velas, que previamente había untado con aceite de rosa, en los candeleros en el suelo de mi patio pequeñito, las encendí y me senté en cuclillas. Di un rezo personal de gracias a la diosa por la buena suerte que me ha traído y me dediqué a hacerme merecedora de su generosidad. Cerré el mini rito con este rezo tradicional al Señor del Universo.

Hasta Ud., sabio único

—Hasta Ud., sabio único, fuerte único y ser eterno único, llegue alabanza y gloria para siempre. Ud. que me ha permitido entrar hasta aquí al santuario de sus misterios, no para mí sino para su nombre sea la gloria para siempre. Que esté abierta mi mente al Más Alto. Esté mi corazón un centro de la Luz y mi cuerpo un templo del Espíritu Santo. ¡Qué así sea!

Estaba para llevar las velas adentro para que terminaran de quemarse cuando apareció una mariposa y comenzó a revolotear alrededor de las velas. Oí un zumbido de tono alto que poco a poco se disolvió en una canción.

No siempre puedes tener lo que quie-res,
No siempre puedes tener lo que quie-res,
No siempre puedes tener lo que quie-res,
Pero a veces descubres,
A veces descubres,
A veces tal vez descubres,
¡Que recibes lo que necesi-tas! ¡Yé, yé!

—¡Cuidado, doña Carolina, —grité—. ¡Te vas a quemar las alas!

—Me estoy cuidando, —susurró mi antepasado mariposa mientras dio una vuelta para clavarse de nuevo.

—¡Cuidado! ¿Qué estás haciendo?

Revoloteó alrededor de mi cara. —Me comporto como cualquier mariposa respetable que siente la atracción de las llamas, claro. Es lo que hacen las mariposas.

—Pero, ¿por qué?

—Dime por qué, oh, por qué, oh, hay estrellas en el cielo. —Se tambaleaba por el jardín—. Eso me hace recordar otra canción. Pero para contestar tu pregunta, me supongo que tu pregunta es por qué estoy haciendo esta cosa de mariposa. Pues, me han mandado aquí, o más bien, he venido voluntariamente a estos pequeños círculos de luz para adquirir una mayor medida de autodisciplina.

Mantuvo su posición, volando por las llamas que oscilaban, formando una perfecta figura 8. Excepto por las alas, me hizo recordar una patinadora profesional sobre hielo. O tal vez Tinkerbell haciendo de mariposa.

—Si logro seguir esto sin hundirme al peligro, —dijo—, saldré bien en la prueba.

Revoloteaba silenciosamente un rato, luego dijo, —Me supongo que no has conocido al Príncipe Azul en esta ocasión.

Sonreí. —Todavía no. Acaso no estoy lista.

—Por lo menos, —cacareó.

—¡No tienes que ponerte de acuerdo con tanto entusiasmo!

—¿Te acuerdas de lo que cantaba hace unos minutos?

—Sí, de los Rolling Stones. Me supongo que te estabas permitiendo el placer de la música de las estrellas viejitas de rock.

—Bien puede ser, —murmuró, mientras seguía volando por la vela en forma perfecta—. Pero te das cuenta, ¿no? que no tendrás tiempo para encontrar el hombre de tus sueños hasta que pongas en orden tus asuntos financieros y hasta que tomes el tiempo necesario para descubrir la verdad sobre la naturaleza del amor y las responsabilidades que lo acompañan.

—No comprendo lo que tiene que ver eso con la canción.
—Lo sabrás.

Me levanté y preparé para entrar en la casa.

Doña Carolina habló ahora con voz aterciopelada igual que la pelusa de su cuerpo de mariposa. —Si no te sirve de estorbo, ¿puedes dejar estas velas aquí afuera para que terminen de quemarse? Molestará mi concentración si tengo que seguirlas para adentro.

—Si, —me encogí de hombros—, ¡que te diviertas! —De mis pantalones quité las hojas mojadas que habían caído durante la tempestad—. Me voy adentro antes de coger el frío. Buenas noches, doña Carolina.

—Muy buenas, chica.

Caminé hasta la puerta principal del apartamento y la abrí con la llave. Estaba para entrar cuando vi un paquete grande y abultado colocado bajo el alero. Alcancé el interruptor, encendí la luz del porche y volví a recoger el paquete. No era caja sino una jaula grande. Adentro, posado perfectamente en la vara, y ojeándome pensativamente había un periquito azul turquesa. En mi vida he visto un pájaro tan hermoso.

—Hola, —le saludé—. ¡Mira qué guapo eres! ¿Quién te ha traído acá?

El periquito me miró fijadamente un momento y luego pestañeó y gruñó —¿Qui, qui, qui, qui?

—«Qui» dicen los gallos, tonto, —lo corregí—. Mejor te llevo adentro antes de que te dé un resfriado.

Cogí la jaula. ¿Quién habrá…? Ah, aquí hay una tarjeta.

La llevé a la cocina y la puse en la mesa. Dejé caer de mi hombro la cazadora empapada y encendí la luz. Al fin agarré la tarjeta que estaba atada a la jaula con una liga elástica. Decía: «Escucha tu contestador automático.»

—Está bien. —Pulsé el botón de mensajes y escuché la voz de Beatriz.

«Hola, soy yo. Te busqué antes pero nadie estaba en casa. ¡Tengo noticias estupendas! Recibí una llamada de una compañía de «software» en Atlanta a quienes había mandado mi currículum hace tiempo. ¿Sabes qué? Me ofrecen un trabajo fenomenal en el desarrollo de productos. ¡El salario es más del máximo que había soñado!

«Quieren que vaya a Atlanta en seguida. Va a buscarme en el aeropuerto nada menos que un agente de bienes raíces para mostrarme unos apartamentos.

«Quiero darte las gracias por tu ayuda y comprensión, tanto por la clase de español como, ya sabes, otras cosas. Nunca me olvidaré de tu apoyo y ánimo.

«Quería ofrecerte una muestra de mi agradecimiento, y puesto que no lo puedo llevar, te lo dejo a ti. Déjame presentarte a mi dulce Fabio maravilloso. Ha sido un gran consuelo para mí durante los problemas. No podría tener mejor dueño que tú. Espero que estén muy felices juntos. Oh, dejé unas bolsas de semillas y la grava que necesita en los matorrales bajo el alero. ¡Adiós!»

Me dirigí al pájaro, —Oye, guapo. ¿De veras te llamas Fabio?

El periquito puso la cabeza de lado y parecía evaluarme un momento. De repente chirrió «Hola, Fabio.»

Me reí y él me silbó y cantó «Hola, chula. Fabio quiere una galleta. Fabio quiere hoja de apio. Fabio es guapo, ¿verdad?»

—Está bien. Está bien. No te creas que silbarme te vaya a valer conmigo. Esto lo estoy haciendo porque estás tan encantador.

Abrí el refrigerador y busqué apio.

Fabio saltó hacia un espejo colgado en su jaula y comenzó a picotear su imagen. —Ts, ts, ts, —cloqueó—. ¡Guapo, guapo! ¡Qué guapo eres!

Me parecía que este miembro inconstante del mundo de los pájaros no lamentaba la pérdida de su dueña anterior. Saqué el apio y cerré la puerta. Comienzo a comprender cómo se relacionan la canción de doña Carolina y sus comentarios sobre el amor y la responsabilidad. ¡Creo que voy a aprender algo valioso sobre la vanidad masculina!

Abrí la jaula. —Vamos, salta a mi dedo, encantador, para darte estas hojas de apio.

En ese momento la cazadora que había tirado en la mesa se deslizó al suelo. Me agaché para recogerla y vi que algo se había caído del bolsillo. ¡Ah! Los papelitos de los dulces que había usado doña Carolina para hacer su tocado de frutas. Agarré las bolitas de papel con tanta fuerza que dejaron impresiones en la palma. ¡Así que era verdad, existía de veras! ¡Ya lo sabía!

Fin

Apéndices

Anastacio N. Lalos
#530 White St.
Springfield
MA 01108

Los colores astrales y planetarios y los ángeles correspondientes

Signo	Día/Planeta	Angel	Colores
Aries	Martes/Marte	Samael	escarlata, blanco, anaranjado, rosado
Tauro	Viernes/Venus	Anael	verde claro, azul pastel, olivo
Géminis	Miércoles/Mercurio	Raphael	anaranjado, turquesa, amarillo, plata
Cáncer	Lunes/Luna	Gabriel	azul claro, verde, plata, ámbar

Apéndice A

Signo	Día/Planeta	Angel	Colores
Leo	Domingo/Sol	Michael	dorado, anaranjado, amarillo, morado
Virgo	Miércoles/Mercurio	Raphael	azul marino, pizarra, verde-amarillo, multicolores
Libra	Viernes/Venus	Anael	esmeralda, rosado, azul celeste, azul-verde
Escorpión	Martes/Plutón	Samael	rojo-sangre, gris plateado, moreno oscuro, azul-verde
Sagitario	Jueves/Júpiter	Sachiel	azul marino, rojo, morado, dorado
Capricornio	Sábado/Saturno	Cassiel	negro, moreno rico, gris oscuro, azul violeta
Acuario	Sábado/Urano	Cassiel	azul eléctrico, violeta, multicolores, azul-malva
Piscis	Lunes/Neptuno	Gabriel	rojo-violeta, índigo, plata con flequillos color de ante, verdemar

La Luna por el zodiaco

Sigue una lista de los tipos de rituales que son mejor hechos cuando la Luna atraviesa los varios signos del zodiaco. Recuerda que cuando la Luna empieza a pasar por un signo, aún se siente la influencia del signo anterior. Igualmente, inmediatamente antes de que salga de un signo, la influencia del signo siguiente empezará a sentirse.

Aries
Haz cualquier ritual que requiera una nueva perspectiva, determinación, inspiración, inauguración de nuevos proyectos, cambio, renacimiento o actos atrevidos y repentinos. La Luna en Aries es buena hora para planear para el futuro, solicitar nuevo trabajo, hacer hechizos de mejora de tus habilidades con herramientas y aumentar tu confianza

en ti mismo. No empieces hechizos que requieran un esfuerzo continuo en esta época.

Tauro
La Magia de la Tierra, la discreción, buen juicio, mayor poder de concentración, asuntos prácticos, el manejo del dinero, paciencia, descanso, mantener una posición establecida, la protección, belleza, diversión.

Géminis
La Magia del Aire, empresas intelectuales, nuevos intereses, liberación de la rutina, atajos, cambio, difusión de información, rituales para producir efectos únicos.

Cáncer
La Magia del Agua, seguridad emocional, familia, proyectos caseros, comida y bebidas, compasión, comprensión, amor y cariño, fertilidad, interpretación de los sueños.

Leo
Liderazgo, personas con poder, reconocimiento, promoción, presentación personal, salud y vitalidad, diversión y teatro, amor, actividades sociales.

Virgo
Intelecto, objetividad, orden, conservación, persuasión, trabajo, salud e higiene, régimen y ejercicio, cría de animales, curación, jardinería, consejos, hogar, ritos para producir efectos supernaturales.

Libra

Armonía, cooperación, equilibrio, sociabilidad, encanto, elocuencia, belleza, sociedades oficiales, instinto, rituales que requieren la combinación de varias voluntades para lograr una sola meta.

Escorpión

Intimidad, meditación, trato con la autoridad, descubrimiento, investigación, pasión, emociones profundas, obsesiones, clarividencia, resolución de cabos sueltos financieros.

Sagitario

Comprensión de la filosofía, religión, el despertar espiritual, optimismo, educación avanzada, aventura, viaje a largo plazo, empresas al aire libre, publicación, periodismo, descubrimiento de la verdad.

Capricornio

Hogar, negocios, progreso personal, carrera, adquisición material, organización, reglas, responsabilidades, moderación, perseverancia, realización de planes antiguos, eliminación de obstáculos, rituales que requieran un empuje extra para que arranquen.

Acuario

Individualidad, libertad, revolución, cambios repentinos, descansos de la rutina, innovación, imaginación, enfoque científico, trabajo social.

Piscis

Divinación, revelación, intuición, sensibilidad, el pasado, nostalgia, nueva visita a las vidas anteriores, perspicacias personales, percepciones, estímulo de la memoria, caridad.

Los planetas y el ritual

Sigue una lista de los tipos de intenciones rituales gobernadas por los planetas de nuestro sistema solar. Esto significa que si haces el hechizo en el día que corresponde con tu intención, tu Magia tendrá más posibilidad de éxito. Imagínate mejorando tu suerte. Para más información sobre los planetas, véase *Fuego angelical*.

Sol

El domingo. Magia solar, carrera, ambición, éxito, honores, reconocimiento, promoción personal, asuntos financieros personales, trato con las autoridades, amistad, deportes.

Luna

El lunes. Magia de la Luna, viajes (especialmente por el agua), asuntos femeninos, parto, niños, el hogar, amor, sueños, visiones, el reino síquico.

Marte

El martes. Energía, fuerza, ánimo, rituales que requieran empuje extra, protección de la violencia y el fuego, destreza manual, asuntos sexuales.

Mercurio

El miércoles. Comunicación, escritura, cartas, correo electrónico, representaciones públicas y teatrales, elocuencia, viajes cortos, diligencias, creatividad, el intelecto, memoria, curación, comercio, conjuraciones mágicas, predicción.

Júpiter

El jueves. Honores, estado social, riqueza, política, el derecho, el seguro, las empresas grandes, la suerte, el juego por dinero, viajes de larga distancia, lograr el deseo más importante.

Venus

El viernes. Amor, asuntos románticos, cariño, calor, las bellas artes, música, placer, mejora del ambiente de uno, acontecimientos sociales, matrimonio, sociedades comerciales.

Saturno
El sábado. Voluntad, responsabilidad, autodisciplina, diplomas, bienes raíces, inversión de fortuna, los ancianos, muerte, reencarnación, espíritu, comunicación.

Urano
El sábado. Libertad, liderazgo, lo inesperado, planes del último momento, relaciones provisionales, rituales raros.

Neptuno
El lunes. Caridad, sueños, empatía, compasión, desarrollo personal síquico.

Plutón
El martes. Cambios sociales a gran escala, la media de masas y movimientos de masas, regeneración, fuerza, poder.

LLEWELLYN ESPAÑOL

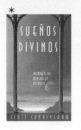 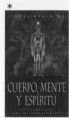 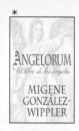 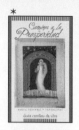 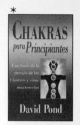

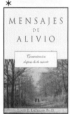 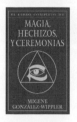 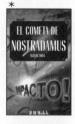 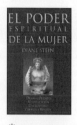 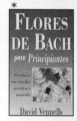

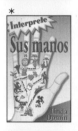 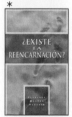 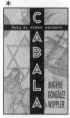 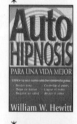 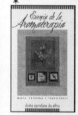

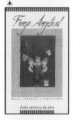 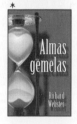 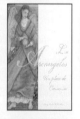 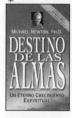 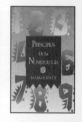

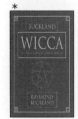 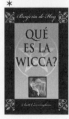 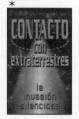 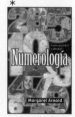 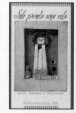

lecturas para la mente y el espíritu...

* Disponibles en Inglés

LLEWELLYN ESPAÑOL

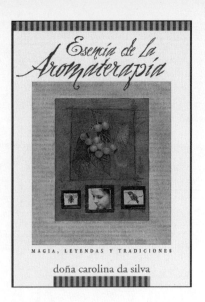

Doña Carolina da Silva
ESENCIA DE LA AROMATERAPIA

Considere la posibilidad de sentir alegria y amor en todo momento. Los Arcángeles le ayudarán a lograrlo con técnicas que transformarán su vida diaria en una dinámica aventura.

5 3/16" x 8" • 168 pgs.
1-56718-238-0

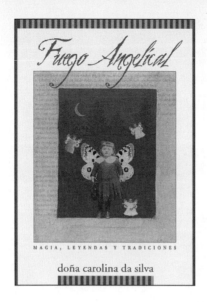

Doña Carolina da Silva
FUEGO ANGELICAL

Al dormir entramos a un estado alterno de conciencia en el cual estamos más facilmente conectados con nuestros dioses y diosas. Haga una petición ritual para un sueño de inspiración divina. Use el sueño sagrado para bienestar espiritual, consejos e información.

5³⁄₁₆" x 8" • 216 pgs.
1-56718-237-2

LLEWELLYN ESPAÑOL

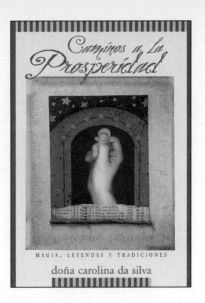

Doña Carolina da Silva
CAMINOS A LA PROSPERIDAD

La historia continua para enseñarle los conceptos de la verdadera riqueza y felicidad. Incluye una lista de talismanes y dijes de acuerdo a su aplicación.

5³⁄₁₆" x 8" • 240 pgs.
0-7387-0066-5

MANTÉNGASE EN CONTACTO...

Visítenos a través de Internet, o en su librería local,
donde encontrará más publicaciones sobre temas relacionados.

www.llewellynwespanol.com

CORREO Y ENVÍO
- ✔ $5 por ordenes menores a $20.00
- ✔ $6 por ordenes mayores a $20.01
- ✔ No se cobra por ordenes mayores a $100.00
- ✔ En **U.S.A.** los envíos son a través de UPS. No se hacen envíos a Oficinas Postáles. **Ordenes a Alaska, Hawai, Canadá, México y Puerto Rico** se envían en 1ª clase. **Ordenes Internacionales:** *Envío aéreo*, agregue el precio igual de c/libro al total del valor ordenado más $5.00 por cada artículo diferente a libros (audiotapes, etc.). *Envío terrestre*, agregue $1.00 por artículo.

ORDENES POR TELÉFONO
- ✔ Mencione este número al hacer su pedido: **0-7387-0065-7**
- ✔ Llame gratis en los Estados Unidos y Canadá al teléfono: 1-800-THE-MOON. En Minnesota, al (651) 291-1970
- ✔ Aceptamos tarjetas de crédito: VISA, MasterCard y American Express.

OFERTAS ESPECIALES
- ✔ 20% de descuento para grupos de estudio. Deberá ordenar por lo menos cinco copias del mismo libro para obtener el descuento.

4-6 semanas para la entrega de cualquier artículo. Tarifas de correo pueden cambiar.

CATÁLOGO GRATIS

Ordene una copia de Llewellyn Español. Allí encontrará información detallada de todos los libros en español en circulación y por publicarse. Se la enviaremos a vuelta de correo.

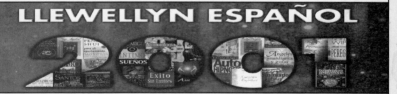

P.O. Box 64383, Dept. 0-7387-0065-7
Saint Paul, MN 55164-0383
1-800-843-6666